AF596607

Dr Joseph DANILLON

Des Kystes dermoïdes du Raphé périneo-genital

MONTPELLIER
G. FIRMIN, MONTANE ET SICARDI

DES

KYSTES DERMOÏDES

DU RAPHÉ PÉRINÉO-GÉNITAL

PAR

Joseph DANILLON

DOCTEUR EN MÉDECINE

MONTPELLIER

IMPRIMERIE GUSTAVE FIRMIN, MONTANE ET SICARDI

Rue Ferdinand-Fabre et quai du Verdanson

1903

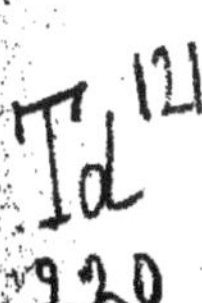

À MON PÈRE ET A MA MÈRE

A MON FRÈRE ET A MES SŒURS

A MES PARENTS

A MES AMIS

J. DANILLON.

A MON ONCLE

LE DOCTEUR GIRARD

de Cannes

J. DANILLON

A MON PRÉSIDENT DE THÈSE

Monsieur le Professeur FORGUE

PROFESSEUR DE CLINIQUE CHIRURGICALE A L'UNIVERSITÉ DE MONTPELLIER
MEMBRE CORRESPONDANT DE L'ACADÉMIE DE MÉDECINE

J. DANILLON.

INTRODUCTION

Les kystes dermoïdes du raphé périnéo-génital, dont nous entreprenons l'étude, ne constituent pas l'une des variétés les plus fréquentes de kystes congénitaux. Ce sont des anomalies rares, et ce n'est que depuis un petit nombre d'années qu'on est fixé sur leur nature, leur pathogénie et leur évolution.

Cette affection ne constitue pas un sujet d'études très important ; cependant, elle mérite d'attirer l'attention, car elle touche par certains côtés à de grosses questions d'embryologie et, d'autre part, en pratique, elle n'en suscite pas moins quelques problèmes intéressants.

Nous n'avons pas étudié tous les kystes congénitaux du raphé, nous ne nous sommes occupé que de ceux que l'on qualifie de « dermoïdes » et que, selon l'opinion de Kirmisson et Quénu, on devrait appeler dermoïdes cutanés, par opposition aux kystes dits « mucoïdes », qui devraient porter le nom de dermoïdes muqueux.

Un cas de kyste dermoïde du raphé scrotal s'étant présenté à sa clinique chirurgicale, M. le professeur Forgue nous a proposé de rassembler les documents relatifs à cette question pour en faire le sujet de notre thèse inaugurale. Nous le prions de vouloir bien agréer l'hommage de notre reconnaissance pour l'enseignement puisé dans son service et pour l'honneur qu'il nous a fait en acceptant la présidence de cette thèse.

Nos remerciements vont encore à tous nos maîtres de l'École de médecine navale de Toulon, où nous avons commencé nos études, à nos maîtres de Marseille et à ceux de Montpellier.

Nous croirions manquer à tous nos devoirs en ne pas offrant publiquement aux médecins de l'hôpital de Cannes, et particulièrement à notre oncle M. le docteur Girard, le témoignage de notre sincère reconnaissance pour les leçons puisées à leurs côtés pendant nos deux années d'internat.

DES

KYSTES DERMOÏDES

DU RAPHÉ PÉRINÉO-GÉNITAL

HISTORIQUE

L'histoire des kystes dermoïdes du raphé périnéo-génital est brève. Elle se divise en deux périodes : la première va jusqu'à Reclus, qui, en 1893, attira l'attention sur cette affection et en décrivit, avec Retterer, l'anatomie pathologique et surtout la pathogénie. La seconde va de Reclus à l'heure actuelle.

Elsholh, le premier, en 1673, parle d'une tumeur périnéale à structure et évolution vraisemblablement dermoïdes. Puis, jusqu'à Cruveilhier, qui, en 1808, parle d'une tumeur adipocireuse de la verge, on reste muet sur ce sujet. De cette époque jusqu'à Verneuil, on publie quelques observations sous les titres les plus divers. L'Ecole française, avec Verneuil, lequel fait paraître en 1855 un mémoire sur l'inclusion scrotale et testiculaire, commence à penser à l'enclavement ectodermique au sujet des kystes congénitaux en général. Mais toutes les observations publiées à cette époque confondent les kystes congénitaux et les kystes sébacés de la région ano-génitale.

En 1884, Turner, en Angleterre, insiste sur la congénitalité de ces tumeurs. Il est suivi dans cette voie par Lannelongue et Achard, qui donnent, en 1886, leur « Traité des kystes congénitaux ».

La pathogénie de l'affection est entrevue par Heuyer et Darier, en 1890, qui concluent à des inclusions épidermiques.

Mais c'est à Reclus que revient le mérite d'avoir fait l'étude complète de cette affection. Il y fut aidé par Retterer ; et, à partir de ce moment, commence la deuxième période de l'histoire de ces kystes, période dans laquelle on n'a fait qu'augmenter très peu un dossier déjà bien petit.

FRÉQUENCE

Cet aperçu de l'historique nous fait pressentir la rareté de ces kystes qui font le sujet de notre étude.

Autrefois on ne les connaissait pas, c'est ce qui explique le silence des auteurs sur cette question ; plus tard, on reconnut leur existence, mais les connaissances restreintes des chirurgiens en embryologie ne leur permirent pas de les distinguer d'autres tumeurs presque semblables: c'est ce qui fait que l'on se trouve en présence d'observations étiquetées de tant de noms divers. Et pourtant, à cette époque comme à l'heure actuelle, où nous sommes éclairés sur la pathogénie et la structure de ces kystes, on ne rencontre que de loin en loin, dans les publications françaises ou étrangères, des relations de ces cas.

Cela tient certainement à la rareté de l'affection. Mais cette rareté n'est-elle pas un peu relative?

Tous les praticiens, en présence de ces tumeurs, songent-ils à l'existence d'un kyste congénital? Et tous les malades porteurs de ces anomalies appellent-ils l'attention du médecin sur une grosseur le plus souvent indolente et qui ne les gêne nullement ?

Il est fort probable qu'il faut faire entrer ces facteurs en ligne de compte pour expliquer mieux cette rareté un peu excessive des kystes du raphé comme en général de tous les kystes congénitaux.

ÉTIOLOGIE

Rechercher quelles sont les causes d'une anomalie, c'est-à-dire d'un arrêt de développement survenu lors de l'évolution des organes génitaux externes, tel est le rôle de l'étiologie dans cette étude.

Disons de suite que nos connaissances actuelles sont encore bien peu étendues sur ce point.

L'hérédité joue-t-elle un rôle ?

Au premier abord on serait tenté de le croire. Frank, Brière, Rigaud, Traxel, cités par M. Forgue dans son étude des vices de conformation de l'urèthre (*Traité de chirurgie* de Duplay et Reclus) ont constaté dans des générations successives, la généralisation de l'hypospadias chez presque tous les membres d'une même famille.

Or, nous verrons qu'il y a de grands points de ressemblance entre la pathogénie des kystes dermoïdes du raphé et celle de l'hypospadias.

Cependant les faits ne viennent pas appuyer ce que donne la logique.

Dans aucune des observations connues actuellement,

nous n'avons pu trouver trace d'une malformation congénitale dans les antécédents héréditaires.

Peut-être faut-il incriminer ici non pas le nombre restreint d'observations, mais le peu de précision des renseignements que donnent les malades sur la conformation de régions aussi intimes que celles-ci chez leurs ascendants ; et quand ce sont les parents qui parlent, le malade étant un enfant, il est probable que l'on n'obtient souvent que des renseignements peu sérieux pour des raisons de pudeur, quand on les questionne sur eux-mêmes.

Donc, jusqu'à plus ample informé, on ne peut fixer à l'hérédité un rôle précis dans la production de cette anomalie.

Faut-il parler des mariages consanguins auxquels Parlier, cité par Bouisson, fait jouer un rôle dans l'étiologie de l'hypospadias ?

Nous savons qu'on les a complaisamment inculpés de toutes les malformations originelles.

Relativement aux facteurs étiologiques personnels, nous devons dire que :

1° L'âge n'a rien à voir dans ces affections congénitales. Il varie pour le moment de l'apparition de la naissance à l'âge adulte.

2° Le sexe masculin est seul atteint, car, chez la femme, le raphé est très bref anatomiquement ; d'autre part, la pathogénie nous fera voir que ces kystes sont liés exclusivement au développement du système des organes génitaux externes ou mieux extérieurs, et que, par conséquent, ils seront l'apanage du sexe qui est le mieux pourvu.

3° La constitution a paru excellente dans tous les cas observés.

Cette étiologie est donc presque négative.

Mais il en est de même pour les autres productions kystiques congénitales de l'économie sur lesquelles nous ne sommes guère mieux renseignés à ce point de vue.

PATHOGÉNIE

Ce que la recherche clinique des causes ne peut expliquer, l'embryologie nous le démontre d'une manière satisfaisante, car c'est sur elle qu'est basée tout entière la pathogénie.

Mais avant d'expliquer par l'embryologie la formation des kystes dermoïdes du raphé génito-périnéal, il nous paraît utile de donner un très court aperçu de l'évolution normale des organes génito-urinaires.

Chez l'embryon des mammifères il existe à l'origine une cavité où aboutissent la partie terminale du tube digestif d'une part, les conduits excréteurs des organes génito-urinaires de l'autre. C'est le cloaque dans lequel fait saillie l'éperon périnéal. Cette cavité s'ouvre à l'extérieur à la fin du premier mois chez l'embryon humain. L'orifice porte le nom d'orifice cloacal.

Vers la fin du deuxième mois, le cloaque se divise en deux par formation d'une cloison vertico-transversale. Cette formation, pour Tourneux, Coste, s'expliquait par simple abaissement de l'éperon périnéal. Pour Rathke, Retterer, deux replis verticaux nés sur les côtés du cloaque interne, les replis de Rathke, s'avancent l'un vers l'autre comme deux rideaux et divisent enfin la cavité en deux chambres, l'une antérieure uro-génitale, l'autre postérieure intestinale, par la soudure de leurs bords qui s'opère graduellement de haut en bas. Keibel a démontré, par des études faites sur l'embryon humain, la justesse de l'opinion de Rathke et Retterer basée seulement sur l'étude des embryons de lapins, de moutons et de porcs.

L'orifice cloacal se trouve donc aussi divisé, par l'extrémité inférieure de cette cloison, en deux orifices ou fentes : anale et uro-génitale.

A ce moment, au point de vue sexuel, l'embryon est indifférent. Il existe à peine une ébauche des organes génitaux externes constituée par une petite saillie conique située au devant de la fente uro-génitale : c'est le tubercule génital ; et par deux gros bourrelets saillants qui partent de ce tubercule et bordent latéralement la fente uro-génitale : ce sont les bourrelets génitaux.

Sur la face inférieure du tubercule se trouve le sillon uréthral, qui se continue en arrière avec la fente urogénitale, dont il n'est en somme que le prolongement. Il est limité par deux replis saillants : les replis uréthraux.

Dans le cours du troisième mois, l'on voit les replis uréthraux aller à la rencontre l'un de l'autre formant un pont au-dessus de la gouttière uréthrale. Ils s'accolent par leur face interne, et la soudure se produit d'avant en arrière, sur la ligne médiane, qui deviendra saillante ultérieurement et donnera le raphé pénien.

Les bourrelets génitaux subissent la même évolution ; ils s'accolent par leur face interne et s'unissent sur toute la hauteur de cette face constituant le scrotum, sur lequel apparaîtra aussi une crête saillante, vestige de la ligne de soudure ; ce sera le raphé scrotal.

Ces bourrelets génitaux paraissent être, en arrière, une

dépendance ou une continuation de la partie inférieure des replis de Rathke ; ils prolifèrent et, en arrivant au contact l'un de l'autre, ils forment le périnée. Ce sont les replis ano-génitaux de Retterer. Nous laissons de côté l'évolution de ces replis du côté anal. Sur le périnée se dessinera le raphé périnéal faisant suite au raphé scrotal, lequel est en continuation directe avec le raphé pénien, le tout constituant le raphé génito-périnéal.

D'après ce mécanisme, il ressort que l'épithélium de tous ces replis qui se sont soudés était d'origine ectodermique. Dans la gouttière uréthrale, par conséquent, l'épithélium est pavimenteux stratifié. Il doit donc subir une évolution vers le type cylindrique, qu'il atteint du reste vers la fin du cinquième mois.

Nous appuyant sur ces faits embryologiques nous pouvons expliquer la formation des kystes dermoïdes du raphé.

A cet effet, considérons les schémas ci-joints empruntés à Retterer.

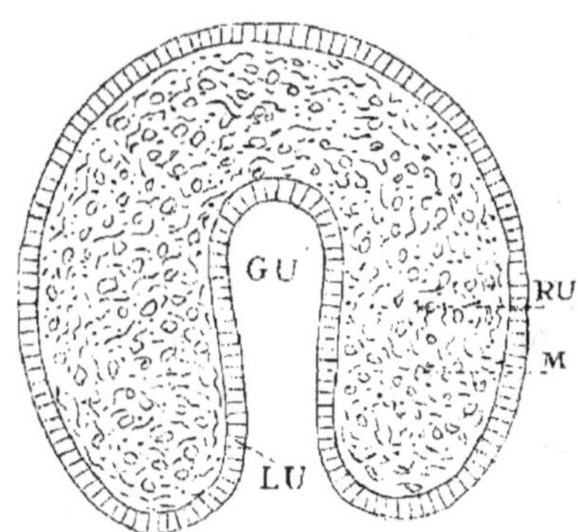

Schéma I (d'après Marchadier).
Coupe transversale du tubercule génital lorsque sa face ventrale présente la gouttière uréthrale.
RU. Replis uréthraux. — M. Mésoderme. — GU. Gouttière uréthrale. — LU. Epithélium de la face interne des replis uréthraux.

Sur une coupe transversale du tubercule génital (schéma I), à l'époque où il présente le sillon uréthral, nous constatons qu'il a la forme d'un fer à cheval, dont les branches descendantes représentent les replis uréthraux limitant la gouttière uréthrale. L'épithélium est de même nature, c'est-à-dire pavimenteux, sur la face externe comme sur la face interne de ces replis.

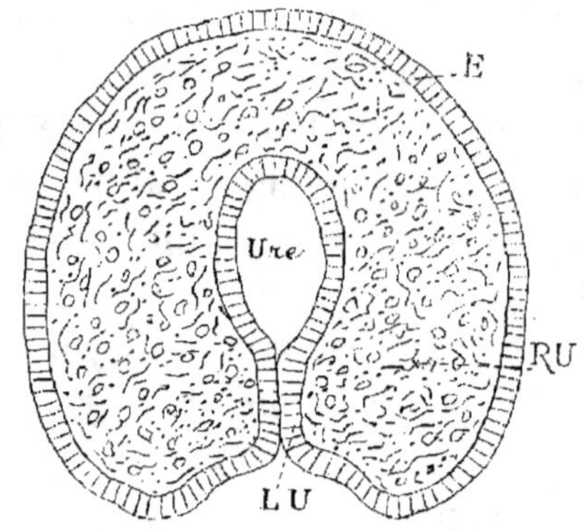

Schéma II (Marchadier).
Coupe transversale du tubercule génital au moment où les replis uréthaux sont arrivés au contact.
RU. LU. Comme au schéma I. — E. Epiderme.
Ure. Canal de l'urèthre.

Dans le schéma II, les replis sont arrivés au contact par la prolifération du tissu mésodermique, qui constitue leur partie centrale, et il y a accolement de leur face interne, sauf au niveau de la partie supérieure de la gouttière uréthrale qui doit constituer le canal uréthral.

L'évolution normale aboutit au schéma III. Le tissu mésodermique, en se multipliant, a dissocié l'épithélium de la face interne des replis, et il se continue d'un repli à l'autre, formant un pont mésodermique, paroi ventrale ou inférieure de l'urèthre. On voit à la partie inférieure de l'urèthre et au-dessus du futur raphé pénien des débris épithéliaux vestiges du revêtement qui a été dissocié.

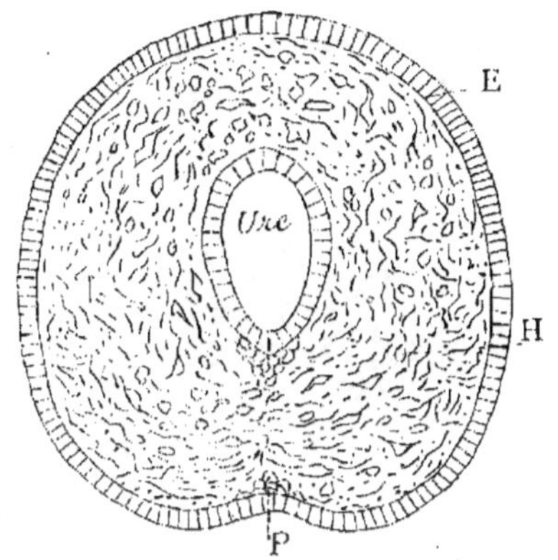

Schéma III (Marchadier).
Coupe transversale du tubercule génital au moment de la soudure des replis uréthraux.
P et H figurent le reste des cellules épithéliales de la lame uro-génitale qui disparaîtra bientôt. — Le reste comme au schéma II.

Après leur soudure, les replis uréthraux continuent leur mouvement de rapprochement vers la ligne médiane, et les parties soudées sont refoulées en bas où elles déterminent une saillie de plus en plus marquée au-dessous de la surface cutanée : c'est le raphé. Retterer insiste sur l'apparition tardive de cette crête médiane ; c'est pourquoi les schémas II et III indiquent non pas une saillie, mais bien un méplat à la place qu'occupera plus tard le raphé.

Nous n'aborderons pas ici les théories de la formation de toutes les anomalies qui peuvent découler d'un vice ou d'un arrêt du développement normal que nous venons d'exposer succinctement. Nous ne considérerons que l'anomalie qui fait le sujet de notre étude.

Supposons que les replis en présence ne s'accolent pas

en tous les points ; qu'en un endroit l'épithélium ectodermique qui revêtait leurs faces internes venues au contact l'une de l'autre, n'ait pas été dissocié par la poussée de tissu mésodermique qui s'est jeté d'un repli à l'autre pour former un véritable pont, nous avons une inclusion (au sens attaché à ce mot par la théorie de Verneuil), de

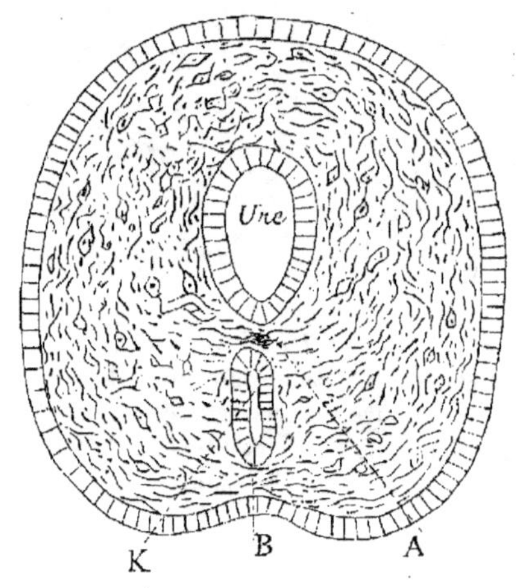

Schéma IV (Marchadier).
Montrant le mode de formation probable du kyste dermoïde du raphé.
A B. Parties au niveau desquelles a eu lieu la soudure des replis génitaux. — K. Cavité du kyste. — Ure. Urèthre.

lames épidermiques qui ne disparaîtront plus. Entre elles existe une cavité virtuelle d'abord qui deviendra réelle et augmentera de volume à mesure que cet épithélium qui la tapisse fournira des produits de desquamation. Ainsi sera formé le kyste dermoïde si cela se passe dans la partie inférieure de la ligne de soudure, tout près du raphé. Si c'est, au contraire, dans la partie supérieure, au voisinage de l'urèthre, il est probable que l'épithélium inclus subira la même évolution que celui du canal voisin, et de pavimenteux qu'il était il deviendra cylindrique. Le kyste mucoïde sera formé.

Ce que nous venons d'exposer pour le tubercule génital est applicable aux bourrelets génitaux et à la partie inférieure des replis de Rathke; et les kystes dermoïdes et mucoïdes du raphé scrotal et périnéal se forment de la même façon que ceux du raphé pénien.

ANATOMIE PATHOLOGIQUE

L'anatomie pathologique des kystes dermoïdes du raphé est à peu près établie grâce à quelques observations bien prises, très documentées, et à des examens histologiques minutieux. Néanmoins, on ne peut encore pas trop généraliser leurs caractères macroscopiques, ce qui ne nous permet pas de donner une description-type de ce genre de tumeur.

Nous examinerons successivement les caractères macroscopiques et microscopiques de ces kystes.

Caractères macroscopiques. — I° *Nombre.*— Ordinairement la tumeur est unique ; et quand il y a multiplicité, elle n'est qu'apparente : on a affaire à une forme spéciale que nous allons signaler plus loin. Jusqu'à présent on n'a pas d'exemple de multiplicité des kystes de cette nature.

II° *Siège.* — Comme leur nom l'indique, ces kystes se trouvent sur le raphé, c'est-à dire sur la ligne médiane, dans le tissu cellulaire sous-cutané.

III° *Forme.* — On peut diviser les kystes qui nous occupent en deux types bien distincts au point de vue morphologique : 1° un type circonscrit ; 2° un type monoliforme.

Dans le type circonscrit, on se trouve en présence d'une tumeur unique, à peu près sphérique. C'est ce que l'on observe le plus souvent. La cavité kystique est alors bien limitée, arrondie, offrant rarement un diverticule.

Dans le type moniliforme, au contraire, la tumeur constituée par un canal clos présente des alternatives de dilatation et de rétrécissement, ce qui donne une apparence de multiplicité. Mais par la pression on s'aperçoit que ces kystes communiquent.

A ces deux types correspondent deux modes embryogéniques un peu spéciaux. En effet, dans le premier il y a inclusion très localisée de l'ectoderme ; dans le second l'inclusion se fait sur une ligne plus ou moins étendue, ce qui amène la formation d'un canal kystique.

IV° *Volume.*— Il est très variable ; et, depuis le grain de riz jusqu'à l'œuf de dinde, on a trouvé presque tous les intermédiaires. Mais il est à remarquer que c'est dans le type circonscrit que l'on trouve les tumeurs les plus volumineuses.

Dans le type moniliforme, les cavités sont en général petites, et les points rétrécis du canal admettent difficilement un instrument d'un calibre supérieur à celui d'une plume d'oie, souvent même un stylet peut à peine passer.

Au point de vue pathogénique, ces inégalités de volume tiennent à la plus ou moins grande quantité d'ectoderme inclus et à la rapidité ou à la lenteur de son évolution.

V° *Paroi.* — On observe aussi de notables différences macroscopiques dans les parois kystiques étudiées. Cependant, il est probable que, dans la généralité des cas, la paroi doit être épaisse, la surface interne lisse, la surface externe plongée dans le tissu cellulaire sous-cutané.

On a observé des parois très minces réduites à une pellicule, des surfaces internes tomenteuses et des surfaces externes adhérentes à d'autres tissus que le tissu cellulaire sous-cutané ; c'est ainsi que l'on a vu ces kystes plongés dans le tissu musculaire scrotal sous-dermique, qu'on les a vus adhérents aux corps caverneux, au gland, à la muqueuse préputiale.

VI° *Contenu.* — Les observations en notre possession nous montrent que l'examen du contenu de ces kystes offre des discordances dans les résultats. L'épithélium étant pavimenteux stratifié, la matière qui s'amasse dans la poche kystique devrait être formée par les produits de desquamation de cet épithélium, et l'on devrait trouver de la matière sébacée à divers degrés de consistance et de combinaison.

C'est, en effet, ce que l'on trouve en général, et l'on a affaire soit à une matière épaisse, onctueuse, genre mastic de vitrier, soit à une masse butyreuse, facilement malaxable, pouvant être refoulée d'un point à l'autre du canal quand on a affaire à un kyste du type moniliforme, soit à un liquide laiteux, tenant en suspension des cellules épithéliales détachées de la paroi.

Nous ne parlons pas des cas où l'infection de la poche a déterminé de la suppuration.

On a noté la présence de paillettes de cholestérine dans quelques rares cas.

Enfin, nous trouvons, au moins une fois, l'existence d'un liquide séreux, clair, contenu dans une poche à épithélium plat. Dans cette observation de Lejars, l'examen histologique fut assez précaire, et peut-être y a-t-il erreur sur la forme de l'épithélium qui tapissait la cavité. Ce liquide transparent a été observé une fois par Mermet dans des kystes mucoïdes.

Le kyste observé par Lejars appartient-il à cette catégorie ? Il est difficile de se prononcer. Et, d'une façon générale, on peut dire qu'il ne faut pas trop se hâter de fixer un type à la matière contenue dans ces tumeurs. Nous ne possédons encore que trop peu d'examens sérieux de ce contenu, soit au point de vue histologique, soit même au point de vue chimique.

Dans la variété de kystes dermoïdes que nous étudions, il est à remarquer que jamais encore on n'a trouvé de productions épidermiques, que l'on observe cependant dans les autres kystes congénitaux de cette nature

VII° *Modifications.* — Les parois et le contenu de ces kystes peuvent se modifier sous certaines influences.

On peut trouver de la transformation calcaire du contenu, comme dans le cas cité par Cruveilhier, où la matière kystique, devenue pierreuse, put être enlevée en bloc.

On ne connaît pas de transformations huileuses de ces kystes.

Enfin, grâce à une infection, le kyste peut devenir purulent. Nous en parlerons à l'article « Complications ». Nous devons mentionner à cette place que, dans les cas assez nombreux de suppuration qui ont été observés, la paroi a été fort peu modifiée ; peut-être a-t-elle gagné en épaisseur ?

CARACTÈRES MICROSCOPIQUES. — I° *Contenu.* — Au point de vue histo-chimique, la matière contenue dans la poche kystique est formée en majeure partie par les produits de desquamation de la paroi combinés à quelques substances variées. On peut trouver : des cellules épithéliales, des cellules graisseuses, des gouttelettes de graisse libre, des paillettes de cholestérine, quelques cristaux et corps divers.

Les cellules desquamées sont semblables à celles qui forment la couche superficielle de l'épithélium. On a vu, sur des coupes, quelques-unes de ces cellules presque complètement détachées et prêtes à tomber dans la cavité. Ordinairement, elles sont cornées, très minces ; les unes possèdent un noyau parfaitement colorable, les autres n'en ont plus du tout. Elles sont généralement imbibées de graisse que décèle l'acide osmique. En somme, elles ont presque toutes subi une parfaite kératinisation que l'action de la potasse à chaud démontre fort bien. Sous l'action de ce réactif, ces cellules se gonflent et se transforment en utricules.

D'autres cellules présentent de petits amas de graisse sous forme de petits corps lenticulaires, granuleux et réfringents, disposés à peu près concentriquement, que colore l'acide osmique. L'éther et les essences dissolvent ces granulations réfringentes et laissent sous les yeux une cellule épithéliale ordinaire.

Enfin, quelques-unes de ces cellules épithéliales sont fortement altérées, et l'on retrouve tous les intermédiaires entre la cellule plate qui vient de se détacher de la paroi, et la cellule qui commence à subir une désorganisation, laquelle sera complète à bref délai.

On a vu des leucocytes, des gouttelettes de graisse absolument libre, des paillettes de cholestérine, des cristaux dont on n'a pu déterminer la nature.

Quant à l'examen bactériologique, il n'a que très rarement été pratiqué, et encore était-ce toujours dans le cas de suppuration. Cependant, dans l'observation de Sieur et Sacquépée il est mentionné. Il y eut deux ou trois diplocoques.

Depuis Verneuil et Clado, Lannelongue et Achard, on sait que les kystes dermoïdes contiennent à l'état normal des microbes divers. Il est probable qu'il en est ainsi pour cette variété. En tous cas, les examens manquent pour pouvoir l'affirmer ou le nier. C'est une étude à faire qui pourrait éclairer la question de la suppuration de ces kystes dans les cas où il n'y a pas infection venue du dehors.

II° *Paroi.* — La paroi présente la structure fondamentale du tégument externe. Les tissus sont normaux ; ils ne sont qu'anormalement situés. Nous trouverons donc à l'inverse du revêtement cutané : intérieurement, un épithélium ; extérieurement, une trame mésodermique.

a) Epithélium. - Nous avons affaire à un épithélium semblable à celui de la peau. Il est pavimenteux stratifié.

On distingue, à la superficie, quelques strates de cellules plates, à noyaux parfaitement colorables, formant la couche cornée, qui se distingue du reste de l'épithélium par l'aspect de bande claire, d'épaisseur à peu près uniforme, que lui donne la coloration de la coupe.

Au-dessous, la différence entre le stratum granulosum et le stratum lucidum ne se fait pas très bien sentir. On a des cellules presque polyédriques, dans quelques cas chargées d'éleïdine. Dans l'observation de Griffon et

Segall, ces cellules contenaient un pigment brun semblable à celui qui infiltre les poils.

Les couches du corps muqueux de Malpighi sont composées de cellules polyédriques à noyaux ovalaires ; l'on a cru reconnaître des dentelures, dans le cas précédemment cité. Cette couche muqueuse est en général moins épaisse que dans l'épiderme normal.

Enfin, l'on a vu la couche génératrice, formée d'un rang unique de cellules à peu près cylindriques, perpendiculaires à la paroi, avec noyau à grand axe parallèle à celui de la cellule.

Ce revêtement épithélial est donc identique à celui de la peau. Il n'en diffère que par sa moindre épaisseur.

b). — Trame mésodermique.— On y distingue au moins deux plans : l'un superficiel, l'autre profond. Le plan superficiel est hérissé de replis que les uns appellent papilles, les autres saillies papillaires, que d'autres enfin ne veulent pas différencier d'avec un simple soulèvement du derme. Mais nous croyons que Retterer a raison quand il appelle papilles ces élévations du derme, car il y a là des vaisseaux. Peut-être faut-il admettre, pour expliquer la discordance des opinions, que ces papilles n'ont pas la structure régulière de celles du derme cutané.

Cette couche papillaire est essentiellement vasculaire. Dans le feutrage lâche de fibres conjonctives qui la forment, on remarque souvent des globules blancs autour des capillaires.

Dans quelques cas il paraît y avoir texture un peu plus serrée du tissu conjonctif autour de ces vaisseaux. On y a remarqué aussi des fibres élastiques.

En règle générale, le tissu conjonctif devient de plus en plus serré, et les vaisseaux de plus en plus gros à mesure que l'on s'approche de la périphérie du kyste. La direction des travées conjonctives est à peu près parallèle aux contours de la tumeur.

Le plan profond est toujours de texture fibreuse, les fibres conjonctives sont plus serrées, les fibres élastiques plus nombreuses ; la direction de leurs faisceaux est toujours la même : ils se dirigent concentriquement à la surface du kyste. Là apparaissent les fibres musculaires lisses. On les a notées dans presque toutes les observations. Cependant elles ont manqué quelques rares fois. Ordinairement elles se présentent sous forme de faisceaux épais, concentriques à la cavité, séparés par de minces tractus de tissu conjonctif. Ces faisceaux arrivent à s'entrelacer et à former, surtout à la partie supérieure et aux parties latérales de la tumeur, une trame épaisse presque continue. Ces fibres lisses existent aussi à la partie inférieure, mais en bien moins grande quantité. La tumeur paraît donc siéger au milieu de la couche musculaire qui double la peau de cette région, c'est-à-dire en plein dartos.

Dans quelques cas, on a trouvé des fibres musculaires striées. Retterer, dans le cas de Reclus, trouva à la face profonde du kyste de nombreux faisceaux de fibres musculaires striées, dépendant du bulbo-caverneux.

Les vaisseaux, à la périphérie, redeviennent presque aussi nombreux que dans la zone papillaire.

Cet examen histologique nous montre que le derme de la paroi kystique contracte, par ses couches les plus externes, des adhérences innombrables, avec les fibres du muscle peaucier du scrotum, dans lequel il est ordinairement situé, et qu'il se mêle intimement à lui, pour ainsi dire. Ce derme, en somme, est normal ; mais il lui manque les glandes sudoripares, les glandes sébacées, les follicules pileux. Cela tient à ce que, au moment de la soudure des replis uro-génitaux, l'ectoderme ne possède pas encore ces divers appareils. La partie enclavée conserve donc un caractère plus ou moins embryonnaire : c'est donc là un caractère fœtal, comme le dit Marchadier.

Comme complément à cette description on peut citer le résultat d'un examen de Griffon et Segall, qui décelèrent dans le derme des corpuscules rappelant par leur forme ceux de Krause et de Meissner. Ils trouvèrent aussi, dans le même tissu conjonctif, quelques espaces tapissés d'endothélium, paraissant être des fentes lymphatiques.

Il ressort de cet examen que les kystes dermoïdes sont du type le plus simple et ne contiennent aucun élément pathologique, ce qui nous aidera à appuyer la bénignité du pronostic.

ÉTUDE CLINIQUE

Nous allons passer en revue l'évolution des kystes dermoïdes du raphé. Pour ce faire, il nous faut étudier le début ou, pour mieux dire, la date d'apparition de cette anomalie congénitale. Nous donnerons un rapide aperçu des caractères qu'elle offre à sa période d'état : symptômes subjectifs et objectifs. Nous parlerons ensuite de la marche de l'affection, puis de ses complications ordinaires ou possibles. Dans les paragraphes suivants, nous traiterons du pronostic, du diagnostic et enfin du traitement de ces kystes.

Comme nous l'avons dit au début de cette étude, cette affection, à cause de sa rareté et de sa bénignité habituelle, ne présente qu'un léger intérêt au point de vue clinique. C'est pour cela que nous nous sommes appliqué à traiter spécialement de sa pathogénie et de son anatomie pathologique, et que nous passerons assez rapidement sur ses caractères cliniques. Les observations que nous avons pu rassembler, et que nous reproduisons en dernier lieu, offrent un intérêt bien supérieur et, nous le croyons, représentent au point de vue clinique la partie la plus profitable de ce modeste travail.

I. Début

Les kystes dermoïdes du raphé génito-périnéal étant des anomalies congénitales, l'affection n'a pas de début proprement dit ; l'enfant, en venant au monde, est possesseur ou non de cette malformation.

C'est donc la date d'apparition du kyste qu'il faut rechercher. La majorité des observations rapporte à la naissance même cette date. Les parents sont frappés d'apercevoir un point blanc, une simple petite élevure dans la région ano-génitale de l'enfant. Quelquefois, c'est seulement dans les premiers mois de la vie que l'on découvre l'existence de l'anomalie. Mais il est probable qu'une inspection attentive l'eût décelée à la naissance, et c'est ce qui serait dans la plupart des cas où l'affection n'est reconnue que plus tard. Ceci n'est pourtant pas une règle, et, comme Verneuil le fait remarquer pour les autres kystes dermoïdes, on note des apparitions tardives de la tumeur.

II. Période d'état

Quand ils sont constitués et arrivés à leur développement normal, ces kystes offrent des symptômes subjectifs et objectifs.

1° Symptomes subjectifs

a) *Absence de douleur*. — C'est ce qui est le plus frappant, et, quoique symptôme négatif, nous devons le mentionner en premier lieu.

b) *Gêne fonctionnelle.* — En raison de leur siège, ces kystes peuvent, à un moment donné, causer une certaine gêne dans l'érection et surtout dans le coït. Ils peuvent même empêcher ce dernier acte, comme le rapporte l'observation de Forget. Dans l'équitation un de ces kystes siégeant sur le raphé scroto-périnéal apporterait aussi une gêne notable, comme en témoigne le malade de Sieur et Sacquépée.

2° SYMPTOMES OBJECTIFS

A. INSPECTION. — *a*) *Siège.* — Il n'y a pas de localisation spéciale de ces tumeurs sur le raphé ; elles siègent en un point quelconque de son étendue. Elles sont ordinairement très médianes, mais il peut se faire qu'elles soient déjetées légèrement sur l'un des côtés du raphé. Cela tient probablement à l'accroissement inégal de la cavité kystique.

Elles sont sous-cutanées dans la plupart des cas, mais quelques observations nous apprennent qu'elles peuvent adhérer à des parties plus profondes. Il existerait ainsi une véritable série d'inclusions ectodermiques au niveau du scrotum, et suivant que l'inclusion aurait été plus ou moins profonde, on aurait affaire soit aux kystes intradermiques, soit aux kystes sous-cutanés, soit peut-être même à certains cas de tératomes scrotaux.

b) *Nombre.* — Nous avons vu que la tumeur, ordinairement unique, n'était pas toujours unilobée : on peut avoir affaire à plusieurs dilatations d'un même canal kystique.

c) *Volume.* — Il varie de la grosseur d'un grain de millet ou de riz à la grosseur d'un œuf de dinde ou d'un citron.

d) Aspect. — Selon que le kyste appartient au type circonscrit ou moniliforme, on aura une saillie très régulière sphéroïde, ou un cordon induré, réunissant plusieurs petites tumeurs, quelquefois n'en présentant qu'une, généralement à l'une de ses extrémités.

e) Coloration. — Habituellement la peau conserve, à la surface de la tumeur, sa coloration normale. Mais elle est parfois unie, lisse, amincie, paraissant plus cireuse, d'autant plus qu'elle manque en général de poils, d'orifices glandulaires.

f) Transparence. — Dans quelques cas, la peau est tellement amincie qu'on peut presque juger, par transparence, du contenu de la tumeur.

B. Palpation. — *a) Consistance.* — Les kystes dermoïdes du raphé peuvent présenter une extrême variété de consistance : reportons-nous à l'anatomie pathologique du contenu de ces tumeurs. Mais, en général, on éprouve au doigt la sensation d'une masse molle, dépressible, rénitente.

b) Fluctuation. — La fluctuation existe toutes les fois que le contenu est suffisamment liquide. Elle est quelquefois fausse, comme dans le lipôme.

c) Réduction partielle. — C'est un symptôme commun à tous les kystes du raphé du type moniliforme. Quand on déprime une tumeur, on sent les autres bomber sous les doigts, et le cordon induré se tendre encore davantage. Ce fait met en évidence l'unité du kyste. Il peut même servir à reconnaître des diverticules ou des prolongements kystiques jusque-là méconnus.

d) Délimitation. — Il est de règle qu'on peut délimiter exactement la tumeur par le palper, car elle est à peu près toujours mobile sur les tissus profonds ; d'autre part, la peau est rarement adhérente ; elle ne le devient que par le fait d'une inflammation. On peut donc, dans la grande majorité des cas, mobiliser le kyste et se rendre parfaitement compte de ses inégalités, etc.

Quant aux symptômes généraux, nous n'avons rien à en dire : il est de toute évidence que cette affection ne saurait avoir de retentissement sur l'organisme.

III. — Marche

L'évolution des kystes dermoïdes du raphé est aussi banale que celle des autres kystes dermoïdes et nous pouvons, avec Verneuil, leur décrire une période de stagnation et une période d'accroissement.

1. — *Période de stagnation.* — Le kyste pendant un laps de temps indéterminé, ordinairement long, quelquefois indéfini, demeure très petit ; c'est dans cette période latente que le malade ignore quelquefois l'affection dont il est porteur, car il n'en souffre aucunement.

2. — *Périodè d'accroissement.* — Sans causes appréciables, ou sous l'influence de causes diverses, habituellement puberté ou traumatisme , le kyste commence à augmenter de volume. C'est à ce moment que le sujet, quand il ne connaissait pas sa malformation congénitale, aperçoit la tumeur.

La gêne fonctionnelle se manifeste alors, quand elle doit exister.

Donc le trait frappant dans la marche de ces tumeurs est un accroissement soudain après une période latente de longue durée. On pourrait dire, avec Frânkel, que ces kystes apparaissent primitivement chez l'adulte, alors que leur existence remontait jusqu'à la naissance.

IV. — Complications

La principale, pour ne pas dire la seule qui se présente en clinique, est la suppuration de la poche kystique.

Suppuration du kyste. — D'après les observations en notre possession, elle n'est pas excessivement rare.

Les causes en sont peu connues. Il est vraisemblable que l'infection doit se faire, soit grâce aux microbes contenus normalement dans les kystes congénitaux à l'occasion d'un traumatisme ou d'une cause adjuvante que l'on ignore, soit grâce aux microbes venus de l'extérieur et apportés au voisinage du kyste par un traumatisme cutané. En somme, l'infection intrinsèque ou extrinsèque constitue les seuls processus capables d'amener la suppuration des kystes du raphé.

L'infection établie, l'évolution du kyste va passer par deux phases : 1° abcès chaud qui va s'ouvrir à l'extérieur; 2° fistule consécutive à cette ouverture.

A la phase d'abcès, tous les symptômes ordinaires de l'abcès sous-cutané se montrent : douleur, empâtement de la région, rougeur de la peau, augmentation de la température locale, et saillie plus grande de la tumeur.

A la seconde phase, quand l'abcès s'est ouvert spontanément au dehors, ou que le chirurgien l'y a aidé, la fistule est créée : elle est le reliquat du kyste.

Son trajet occupe le siège exact de la tumeur.

Un stylet introduit indique sa situation médiane et sous-cutanée. Elle laisse sourdre, en général, une faible quantité de pus blanchâtre et séreux.

Au palper on sent très bien l'emplacement du kyste, mais comme il n'est plus tendu on le délimite moins bien; des adhérences ont pu se produire soit à la face profonde, soit à la peau ou à la muqueuse préputiale, et la sensation n'est plus aussi nette.

Quelquefois la fistule se bouche, il y a accumulation de liquide dans la poche et les mêmes phénomènes se reproduisent amenant un coup de bistouri, ou l'ouverture spontanée et une fistule nouvelle.

La durée en est indéfinie, les parois de la poche étant analogues à la peau et ne subissant pas de grandes modifications du fait de l'inflammation, ce que nous apprennent quelques observations, il n'y a aucune chance de guérison spontanée.

Il est cependant un fait à remarquer : dans l'observation que nous tenons de M. le professeur Forgue, la structure de l'épithélium cavitaire avait subi un début de modification.

L'examen histologique fait par M. le professeur Bosc nous apprend que la couche malpighienne est en prolifération papillomateuse dans la profondeur. Il y a des bourgeons étroits qui pénètrent profondément dans le tissu conjonctif sous-jacent, lequel a une texture plutôt embryonnaire ; les vaisseaux y ont un endothélium épaissi à karyokinèse fréquente. Ce sont bien là des signes manifestes d'un processus inflammatoire qui commence à gagner l'épaisseur de la paroi. Cet examen anatomo-pathologique nous fait songer davantage à une autre complication possible de ces kystes. Nous disons « possible », car nous n'en possédons pas d'observation.

Nous voulons parler de l'évolution de ces inclusions vers la malignité. On connaît les tératomes testiculaires, les tératomes scrotaux ; ne se peut-il pas qu'à la suite d'une inflammation modifiant profondément la structure de l'ectoderme inclus, il y ait une désorientation dans l'évolution de ces tissus qui étaient normaux et dont les éléments ont subi une atteinte profonde, persistante par le fait de la suppuration indéfinie du kyste fistulisé, et aboutissant soit à une activité exagérée de quelques cellules, si l'on accepte la théorie de la monstruosité cellulaire de Bard, soit à la désorientation cellulaire de Fabre-Domergue, soit à la victoire de l'épithélium proliférant sur le tissu conjonctif devenu impuissant, selon la théorie antagonistique de Thiersch ?

Toutes ces suppositions que nous formulons ne peuvent être approfondies à l'heure actuelle, puisque les théories auxquelles elles amènent ne sont qu'hypothèses aussi. D'autre part, nous l'avons dit, il n'est pas à notre connaissance de cas d'évolution maligne de ces kystes dermoïdes, jusqu'ici considérés comme essentiellement bénins. En somme, nous venons de le voir, la seule complication à craindre est la suppuration de la poche kystique.

PRONOSTIC

Comme pour tous les kystes dermoïdes simples externes, le pronostic des kystes dermoïdes du raphé est très satisfaisant.

Ce sont des tumeurs bénignes et quant à leurs symptômes et quant à leur évolution.

Les deux seuls facteurs à redouter sont l'accroissement et l'inflammation.

L'accroissement ne peut amener que de la gêne fonctionnelle ; il n'est pas assez volumineux pour amener une difformité vraie, pour être la cause de phénomènes de compression, ce qui est à redouter pour les kystes du cou.

L'inflammation n'est grave que par sa fistule consécutive, excessivement gênante, mais pas du tout incompatible avec l'existence.

Cette affection ne retentit aucunement sur l'organisme, par conséquent n'altère en rien la santé générale.

Il n'y a qu'un point noir à l'horizon, et nous en avons dit un mot déjà, c'est la possibilité de l'évolution vers la malignité. On l'a observée dans d'autres kystes dermoïdes, et même Lucke et Heurteaux l'ont vue dans des kystes sébacés. Mais rien de semblable n'est connu jusqu'à ce jour pour les kystes dont nous parlons.

DIAGNOSTIC

Le diagnostic différentiel doit pouvoir être établi aux trois périodes de l'évolution de la tumeur, c'est-à-dire à sa phase d'indolence, à sa phase de suppuration et à sa phase de fistulisation.

I. Période d'indolence.— Quand on se trouve en présence d'une tumeur sous-cutanée, habituellement congénitale, même d'après le malade, située en un point quelconque du raphé périnéo-scroto-pénien, de forme arrondie ou multilobée avec cordon sous-cutané reliant ces lobes, à marche absolument indolente, on doit faire aisément le diagnostic, il suffit de penser à cette affection d'ailleurs rare.

Il ne pourrait guère y avoir confusion qu'avec un kyste sébacé, un lipome, une poche urineuse congénitale ou une tumeur maligne.

1° Les *kystes sébacés* sont les plus fréquentes des affections que l'on pourrait confondre avec les kystes dermoïdes. Ils siègent de préférence au scrotum. Ils sont rares chez l'enfant, encore plus rares à la naissance ; ils sont ordinairement multiples, et il y aurait peu de chances pour qu'ils se trouvent tous exactement sur le raphé.

D'autre part, ils sont intradermiques, de volume assez petit, et on les mobilise, entre deux doigts, avec la peau sur les parties profondes. Enfin ils offrent généralement à leur surface un point noir central, pathognomonique quand il existe.

2° Les *lipomes* du périnée sont seuls à considérer. Ils sont congénitaux parfois, d'où erreur possible. Mais leur siège est généralement plus profond. Ils adhèrent habituellement aux parties sous-jacentes. Leur consistance peut les faire confondre avec un kyste à contenu épais, donnant la sensation de fausse fluctuation. Le lipome étant ordinairement lobulé, on perçoit les lobules sous la peau, on les voit même parfois se dessiner d'eux-mêmes, quand on tend la peau à la surface de la tumeur.

3° Les *poches urineuses congénitales* se distinguent facilement parce que leur volume est généralement plus considérable, parce que ces tumeurs se distendent pendant la miction pour devenir flasques dans l'intervalle. Enfin l'exploration au stylet de la paroi inférieure du canal uréthral permettrait de découvrir l'orifice de communication.

4° Les *tumeurs malignes* de la région sont assez rares et elles ne siègent pas exactement à l'emplacement habituel des kystes dermoïdes. Toutefois s'il fallait les différencier d'un kyste, on se souviendrait de leur apparition tardive, de leur accroissement en général rapide et plus considérable. Enfin les ganglions sont pris et l'état général est atteint.

II. Période de suppuration. — Le diagnostic, à ce moment-là, n'est pas embarrassant non plus. On ne peut observer, pouvant induire en erreur, que des abcès de la même région : abcès chauds, froids et urineux.

Les abcès chauds et froids seront diagnostiqués surtout d'après ce fait que la tumeur aura été observée après la douleur qui est ici phénomène initial. L'étiologie de ces abcès vient éclairer le diagnostic, quand on la possède.

Les abcès urineux surviennent chez les gens d'un certain âge, anciens rétrécis. Leur masse est toujours unique et entourée d'une coque épaisse. Ils s'accompagnent d'une sensation de chaleur, de tension anale et périnéale. La peau prend une teinte rouge cuivre. Il y a un fort œdème. Enfin la température est beaucoup plus influencée que lorsqu'il s'agit d'un abcès chaud ordinaire.

L'examen attentif du canal achèvera le diagnostic.

III. — Période fistuleuse. — Par l'historique et la marche de l'affection on arrive sûrement au diagnostic dans ce cas-là. On ne pourrait songer qu'à une fistule ostéopathique, urinaire ou rectale. Les antécédents éclaireront et guideront le diagnostic que confirmera l'examen au stylet.

Il se pourrait qu'on pense à une fistule pénienne congénitale ou à un urèthre accessoire. C'est en somme la seule confusion possible. On sait que ces anomalies siègent généralement à la face supérieure de la verge, mais elles existent à la face inférieure. On trouvera un cordon induré beaucoup plus régulier que dans le cas de cordon kystique.

En pressant le méat au moment de la miction, on verra s'il sort de l'urine par la fistule. Les commémoratifs sont encore d'un grand secours pour jeter un peu de lumière dans ces cas très embarrassants où le diagnostic peut rester indécis.

TRAITEMENT

Le seul traitement rationnel est l'ablation de la tumeur. Nous ne parlerons même pas des anciennes méthodes essayées : compression, applications résolutives, séton, cautérisation par les caustiques alcalins ou par la teinture d'iode, etc. Il faut pratiquer l'extirpation de la tumeur au bistouri.

L'opération est toujours indiquée, même à la période d'indolence, à plus forte raison à la période de suppuration ou de fistulisation.

Modes opératoires. — Il faut extirper le kyste après anesthésie locale à la cocaïne ou à la solution de Schleich. Le siège de la tumeur étant variable, il n'y a pas de procédé unique. On peut pratiquer la circoncision si l'on a affaire à un kyste du prépuce ; quand on se trouve en présence d'un kyste du scrotum, on peut limiter, par deux pinces à abaissement placées sur le raphé, les deux angles de l'excision losangique que l'on pratique aux ciseaux. On réunit ensuite par des points de suture. Ce procédé, d'une extrême simplicité, est celui qu'a employé M. le professeur Forgue dans le cas qu'il a opéré.

Enfin, en général, on incise la peau non adhérente et l'on

décortique la tumeur assez facilemént quand elle n'a pas d'attaches profondes. On suture et l'on doit avoir une réunion par première intention.

En résumé, opération fort bénigne à succès certain et rapide, quand on est dans les conditions d'ascpsie voulues.

OBSERVATIONS

Observation Première

(Résumée)

Note sur une tumeur adipocireuse. — J. Cruveilhier (*Bull. de l'École et de la Société de méd. de Paris*, 1808, p. 30, et *Traité d'anat. path. gén.*, 1856, t. III, p. 334).

Cadavre de l'École de médecine, observé par Cruveilhier.

Examen. — Sur la verge, on trouva une tumeur qui avait la forme et le volume d'un œuf de poule ; la peau ayant été incisée, on vit un kyste formé dans le tissu cellulaire lâche qui se trouve entre les membranes cutanée et muqueuse du prépuce. La matière contenue, qui était solide, put s'enlever en masse ; elle était recouverte par une couche blanche et grasse qui avait l'odeur de l'humeur sébacée des follicules du gland ; au-dessous de cette couche, qui avait une demi-ligne d'épaisseur, se trouvait une matière jaune formant la totalité de la tumeur, assez friable pour pouvoir être rompue au moindre effort ; son intérieur offrait une multitude de lamelles brillantes.

Observation II

(Résumée)

Tumeur singulière du périnée

Rennes (*Arch. gén. de méd.*, 1831, t. XXVII, p. 26)

Sujet ?

Examen. — Les deux testicules existaient de chaque côté dans les bourses, comme à l'ordinaire ; un troisième organe, de même forme et de même consistance que les deux autres, un peu plus petit seulement, était situé postérieurement dans le tissu cellulaire du périnée, où il formait une saillie ronde, mobile et résistant à la pression pour le faire disparaître. Le cordon particulier à ce testicule surnuméraire, si telle était réellement sa nature, n'était point senti à la partie antérieure et semblait plutôt se dessiner vers l'anus.

Observation III

(Résumée)

Kyste développé dans le tissu cellulaire sous-cutané de la verge.

A. Forget (*Bull. de thérap.*, 1843, t. XXIV, p. 33)

X..., trente-neuf ans, entre à Saint-Louis, dans le service de Jobert, pour une tumeur du pénis.

Antécédents. — A. vénériens : blennorhagie et chancres sans accidents consécutifs.

Début. — Il y a dix-huit mois, le malade remarqua sur le côté droit du pénis une petite grosseur, dure et rénitente, qui glissait en tous sens, était indolore à la pression et ne s'accompagnait d'aucune modification notable du derme.

Marche. — Progrès rapides de la tumeur depuis cette époque.

Etat actuel. — La tumeur a envahi dans presque toute sa longueur la moitié latérale droite de la verge ; elle est mobile, fluctuante, dure en avant surtout, plus rénitente et élastique dans ses deux tiers postérieurs, qui présentent un renflement du volume d'un œuf de pigeon ; on peut l'isoler des corps caverneux dans toute son étendue, sauf dans un point limité douteux en arrière ; la peau est saine et sans adhérences avec la tumeur ; quelques veines sous-cutanées ont paru un peu plus dilatées que de coutume. L'érection n'est point douloureuse et se produit complètement ; mais la tumeur devient alors très dure, fait déjeter la verge de droite à gauche et s'oppose ainsi au coït, autant par son volume que par la direction vicieuse qu'elle imprime au pénis.

Opération. — Jobert en pratiqua l'extirpation. Incision longitudinale de la peau et dissection des deux lèvres cutanées ; adhérences légères entre la tumeur et l'enveloppe des corps caverneux libérées sans difficultés ; l'ouverture du renflement postérieur pendant cette dissection donna lieu à l'écoulement d'un jet de liquide séreux, un peu trouble et jaunâtre ; ligatures et sutures.

Examen anatomique. — Il démontra l'existence d'un premier kyste fibreux dont les parois avaient plusieurs millimètres d'épaisseur. Lisse à sa surface interne, il était en rapport en dehors avec un tissu cellulaire lamelleux, dense, renfermant quelques granulations d'apparence fibro-cartilagineuse. Ce kyste principal répondait au renflement postérieur de la tumeur et communiquait avec une cavité secondaire, par une ouverture rétrécie en forme de goulot. Ce second kyste présentait les mêmes caractères physiques que le premier. Le tiers antérieur de la tumeur était constitué par le tissu cellulaire, qui, en se condensant, avait formé des bandes fibreuses terminées en avant, tout à fait à la base du gland, par un noyau d'induration blanc jaunâtre.

Observation IV

(Résumée)

Kyste muqueux dans un follicule sébacé,

Bauchet L. (*Arch. gén. de méd.*, 1848, s. 5, t. XI, vol. I, p. 71).

Jeune homme, trente ans, artiste, vient consulter l'auteur le 14 août 1857, tourmenté qu'il est par la présence d'une tumeur dans le scrotum.

Antécédents. — Forte constitution et excellente santé. Plusieurs blennorrhagies antérieures, mais jamais de chancres, ni d'orchites. Pas de symptômes actuels de rétrécissement.

Début. — Il y a six ou sept mois, il s'aperçut dans la peau du scrotum, d'une petite tumeur, grosse comme un tout petit pois, mobile et indolente.

Marche. — Il y a trois mois, la tumeur était une fois plus grosse ; pas de transparence notée. Il y a huit semaines enfin, en très peu de temps, en quelques jours la tumeur avait triplé de volume ; elle avait le volume d'un œuf de poule, était transparente, toujours mobile et indolente.

Etat actuel. — A 2 centimètres environ au-dessous du point de jonction avec la verge, presque sur la ligne médiane, à 2 ou 3 millimètres au plus à gauche du raphé médian du scrotum, on aperçoit en relevant la verge une saillie anormale ; ce relief est formé par une tumeur globuleuse, du volume d'un petit œuf de poule, arrondie, tendue, fluctuante et transparente. Saisie entre le pouce et l'index, comme si on voulait l'énucléer, on constate qu'elle est tout à fait indépendante des testicules et des cordons spermatiques, parfaitement sains d'ailleurs. Cette tumeur n'a non plus aucune adhérence avec la verge, notamment avec le canal de l'urèthre, qui présentent tous deux leur forme et leur configuration normales. Elle est mobile dans le tissu cellulaire sous-cutané, libre de toute adhérence avec les parties profondes ; la peau est aussi mobile à sa surface, excepté en un point, bien circonscrit et limité, qui correspond au siège primitif de la poche. Point de douleur spontanée ou à la pression, aucune rougeur de la peau, rien d'anormal dans les parties environnantes, santé générale parfaite.

Diagnostic. – Kyste muqueux dans un follicule sébacé.

Traitement. — Le 15 août, ponction avec un trocart ; issue de 2 à 3 cuillerées d'un liquide jaunâtre, filant, légèrement onctueux ; poche à parois un peu épaisses, donnant sous le doigt la sensation que produirait une serviette pliée en plusieurs doubles ; injection d'une solution iodique au tiers, puis de teinture d'iode pure ; aucun résultat. Le 22, nouvelle ponction et nouvelle injection. Le 27 enfin, incision et résection de la poche ; cicatrisation quinze jours après.

Examen. — Le contenu, lors de l'incision de la poche, était formé d'un liquide jaunâtre filant ; la paroi interne du kyste présentait des grumeaux, des pelotons de matière sébacée et fibrineuse, qui étaient plaqués sur la face in terne de la poche, surtout en arrière, et qu'on pouvait détacher à l'aide du doigt.

Observation V

(Résumée)

Kyste sébacé développé entre le prépuce et le gland chez un enfant de trois ans. Circoncision pour mettre le kyste à découvert. Guérison. — Fano (*Gaz. des hôp.*, 1867, t. XXXX, p. 488).

L... Joseph, trois ans, est conduit à ma clinique le 22 août 1867.

Début. — Son père s'est aperçu, il y a six semaines seulement, de l'existence d'une grosseur à la partie antérieure de la verge.

Etat actuel. — On trouve, sur la partie latérale gauche de la région balanique, une tumeur du volume d'une amande, bien circonscrite, molle sans être fluctuante, mobile en tous sens ; la peau du prépuce qui la recouvre glisse sur elle ; l'ouverture du prépuce est tellement petite, qu'il est impossible de découvrir la moindre portion du gland ; au rapport des parents, l'enfant urine sans la moindre difficulté.

Opération. — On procède alors à la circoncision : excision d'un petit manchon cutané préputial d'un coup de ciseau, incision sur la face dorsale du manchon muqueux mis à découvert par l'excision précédente ; la lèvre droite de la plaie se laisse facilement abattre de côté et le gland apparaît alors dans la partie correspondante, la lèvre gauche de la plaie ne cède pas à une traction modérée, car cette portion du feuillet muqueux du prépuce adhère à la partie voisine du gland, précisément au niveau de la tumeur ; on décolle les adhérences balano-préputiales et on met à découvert le kyste qu'on excise ; suture consécutive des deux lèvres préputiales. Guérison.

Examen. — La tumeur est formée d'une masse de matière sébacée, d'une couleur blanche laiteuse, contenue dans une cavité à parois bien circonscrites et lisses. C'est un vrai kyste muqueux du prépuce, développé aux dépens d'un des follicules sébacés de la région.

Observation VI

(Résumée)

Kyste sébacé du prépuce

Fochier (*Gaz. méd. de Lyon*, 1868, t. VIII, p. 111).

Sujet ?

Début. — La tumeur dont le malade était porteur datait de l'enfance.

Etat. — Elle était située un peu au-dessous du frein du gland, avait un diamètre de 4 centimètres, s'accompagnait d'un phimosis dû à une balanite.

Opération. — Circoncision.

Examen. — A l'ouverture du kyste, écoulement d'un liquide séro-purulent mêlé d'une grande quantité de lambeaux membraneux, transparents et opaques ; d'autres membranes se trouvent dans la poche, elles présentent une forme globulaire et irrégulièrement échancrée par places, simulant ainsi des membranes hydatiques. Tous ces lambeaux ne sont constitués que par des cellules épidermiques, en état plus ou moins avancé de dégénérescence graisseuse ; c'est la couche la plus interne de la paroi qui s'est détachée en masse et à plusieurs reprises.

Il n'y avait pas de graisse libre dans le liquide, et la cholestérine s'y présentait exclusivement sous forme d'aiguilles prismatiques à base rhombe ; l'iode et l'acide sulfurique en ont, en effet, démontré la nature.

Observation VII

(Résumée)

Ablation d'un kyste sébacé de la verge. — Bruch (*Alger méd.*, 1883, p. 95).

Adolescent français, de constitution robuste, entre à l'hôpital d'Alger.

Début. — Il s'aperçoit, il y a trois mois, de l'existence d'une tumeur, du volume d'un gros pois, au niveau de l'extrémité libre de la verge.

État actuel. — Actuellement, cette tumeur (fig. 1) a les dimensions d'une grosse noix, occupe la région du frein, est en quelque sorte coiffée par le bord libre et inférieur du prépuce, qui la fixe à la moitié inférieure de l'extrémité du gland ; peau fine, de couleur normale et non adhérente à la tumeur, qui semble être fluctuante.

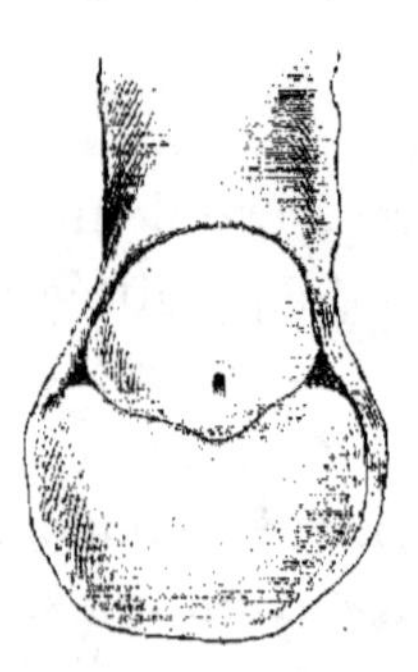

Fig. 1. — Kyste sibacé de la verge (d'après Bruch), obs. VII.

Opération. — Anesthésie, incision de la peau et dissection de la tumeur ; excision des parois, suture, réunion immédiate, guérison.

Examen. — Le kyste, qui s'est rompu au milieu de l'opération, contient de la matière sébacée, blanc jaunâtre, avec odeur caséeuse prononcée.

Observation VIII

(Résumée)

Tumeur congénitale du périnée. — Excision. — Guérison. — Turner G.-R.

(*Trans. path. Soc. Lond.*, 1884-85, t. XXXVI, p. 417).

W. T..., dix-huit ans, est admis à « Seamen's Hospital » de Greenwich pour une blennorrhagie.

État actuel. — Pendant son séjour, on découvre qu'il est porteur d'une tumeur congénitale du périnée. Celle-ci se présente sous forme d'une saillie assez marquée, globuleuse, située immédiatement au-devant de l'anus sur la ligne médiane et du volume d'une noix environ. Elle paraît tout à fait superficielle, kystique, et, à la palpation, on a l'impression qu'elle contient de la matière sébacée. Par la pression, elle diminue de volume et une autre saillie apparaît aussitôt en avant d'elle, à un pouce et demi environ, sur la ligne médiane du périnée. Le contenu de la portion globuleuse postérieure peut, par une pression assez ferme, être refoulé entièrement dans la portion longitudinale antérieure et vice-versa ; dans ce dernier cas, le périnée au-devant de la tumeur globuleuse reprend son aspect naturel.

Le malade n'a jamais éprouvé aucun trouble, ni ressenti aucun inconvénient par suite de la présence de la tumeur.

Opération. — Excision. Guérison.

Observation IX

(Résumée)

Kyste sébacé congénital du prépuce. — O. Lannelongue et Achard (*Traité des kystes congénitaux*, 1886, p. 197).

E... Émile, quatre mois, est apporté à la consultation de l'hôpital Sainte-Eugénie, le 17 avril 1878.

Début. — D'après la mère, la tumeur existe telle quelle, sans aucune modification, depuis la naissance.

État actuel. — L'enfant porte au prépuce un kyste qui vient proéminer dans l'orifice préputial sous forme d'une tumeur ayant le volume d'un gros grain de riz et de consistance élastique ; ce kyste est plutôt en rapport avec la muqueuse qu'avec la peau ; en effet, on sépare assez aisément la peau de la surface du kyste, tandis que la muqueuse lui est plus intimement unie ; il est aussi plus directement placé sous la muqueuse que sous la peau.

Opération. — Ponction et excision de la poche.

Examen. — Elle contient un liquide louche, jaunâtre, laiteux et d'aspect purulent, et est tapissée d'épithélium.

Observation X

(Résumée)

Kyste congénital du périnée. — O. Lannelongue et Achard (*Traité des kystes congénitaux*, 1886, p. 454).

F... Antoine, deux ans, entre le 14 mai 1879 à Sainte-Eugénie, salle Napoléon, n° 17.

Début. — La tumeur pour laquelle la mère présente

l'enfant est congénitale et a grossi seulement depuis dix mois ; auparavant, elle n'avait que le volume d'une noisette.

État actuel. — Elle occupe la région périnéale du côté gauche, depuis le scrotum jusqu'à un centimètre de l'anus ; son volume est celui d'une noix, sa forme arrondie, sa consistance très régulière ; elle est élastique et fluctuante ; placée immédiatement sous la peau, elle glisse également dans tous les sens sur les parties profondes.

Opération. — Le 21 mai : extirpation de la tumeur, qui n'offrait pas de pédicule et que rien ne semblait rattacher aux parties profondes. Guérison simple.

Examen. — A l'incision du kyste, il en sort un liquide jaune-verdâtre.

Observation XI

Kystes congénitaux du scrotum. — Heuyer et Darier J. (*Bull. de la Soc. fr. de derm. et de syph.*, 1890, p. 143 et 146).

Lans..., vingt-deux ans, canonnier-conducteur, entre à l'hôpital militaire de Versailles pour être débarrassé des tumeurs qu'il présente.

Antécédents. — Antécédents héréditaires et personnels bons. Constitution forte.

Début. — Ces tumeurs sont congénitales au dire du malade et de ses parents.

Marche. — Elles n'ont jamais été douloureuses et depuis bien des années n'ont changé ni de volume ni d'aspect. Cependant, sous l'influence des exercices d'équitation, elles paraissent avoir un peu progressé et elles occasionneraient une certaine gêne ; aussi le malade demande-t-il une opération.

Etat actuel. — Les deux tumeurs sont situées très exactement sur le raphé médian du scrotum et dans son tiers postérieur ; elles siègent manifestement dans l'épaisseur de la peau qui glisse facilement sur les tissus sous-jacents; le tégument qui les recouvre est mince, lisse, de couleur normale De consistance molasse, rénitentes, nettement fluctuantes, elles ne sont pas translucides. A leur surface, il n'existe pas trace d'orifice, ni de cicatrice.

L'antérieure est sessile, se prolonge en avant dans une étendue de trois centimètres sur une largeur d'un centimètre, et présente, à sa partie déclive, une saillie qui a le volume d'un gros pois. La postérieure, plus volumineuse, réniforme, est nettement pédiculée.

Ces deux tumeurs sont distantes de deux centimètres à deux centimètres et demi et semblent réunies par un mince cordon qu'on sent dans l'épaisseur de la peau, mais ne communiquent pas entre elles et ne sont en aucune façon réductibles.

Opération. — Le diagnostic de kystes dermoïdes du raphé est posé et les tumeurs ont été enlevées.

Examen histologique. — Communiqué par M. Darier (*Bulletin des séances de la Société française de Dermatologie et de Syphiligraphie,* 1890, page 146).

La dissection de la pièce qui m'a été remise a démontré d'abord que les tumeurs sont bien des kystes : ils communiquent entre eux par un canal étroit, situé au sein du cordon qu'on sentait dans l'épaisseur de la peau.

Le calibre de ce canal admet une sonde canelée, et cependant, on ne peut faire refluer le contenu de l'une des cavités dans l'autre, à cause de sa consistance pâteuse. Mais il est évident qu'il s'agit en réalité d'un seul kyste en bissac, étranglé à sa partie moyenne comme une bourse, et renflé à ses extrémités dont l'une pourrait loger une noisette et l'autre un gros haricot.

La surface interne du kyste est parfaitement lisse et unie dans ses portions dilatées : on n'y aperçoit aucune saillie, aucun poil, ni aucune dépression glandulaire ; quand on l'a nettoyée, elle ressemble à la surface d'une muqueuse lisse telle que celle des lèvres ou du gland. Au niveau du canal on constate la présence de plis longitudinaux.

L'épaisseur de la paroi est variable selon les points; elle est très faible là où le kyste affleure à la surface de la peau et la distend.

Le contenu du kyste a la même apparence dans les deux poches et dans le canal ; il est très épais, homogène et onctueux, et ressemble à du mastic de vitrier dont il a d'ailleurs la couleur jaune-brunâtre. L'examen le plus attentif n'y fait reconnaître à l'œil nu la présence d'aucun poil, ni d'aucun autre produit figuré.

L'examen microscopique a porté sur le contenu et sur des coupes de la paroi du kyste.

Le contenu apparaît au microscope presque uniquement composé de cellules épithéliales, cornées, très minces et généralement plissées, sans noyau ou seulement avec un rudiment de noyau que décèle l'action d'une solution iodée. Ces cellules se colorent en jaune pâle par le picrocarminate, en gris plus ou moins foncé par l'acide osmique, ce qui indique qu'elles sont imbibées de graisse ; elles se gonflent et se transforment en utricules sous l'influence de la potasse à chaud, comme les cellules parfaitement kératinisées.

Parsemés au milieu des cellules cornées, on observe en outre un assez grand nombre de corps lenticulaires, granuleux et réfringents, jaunâtres, à structure vaguement concentrique, qui se brisent en fragments irréguliers quand on les écrase, se colorent faiblement et inégalement en rose par le picrocarminate et en jaune par l'acide osmique, ne se dissolvent pas dans l'acide acétique ou chlorhydrique. L'aspect de ces corps lenticulaires est très particulier et je ne les ai vus décrits nulle part. Ce qui démontre leur nature, c'est l'action de l'éther ou des essences ; les granulations réfringentes étant dissoutes dans ces conditions, on n'a plus sous les yeux qu'une cellule. Ce sont donc des cellules épithéliales remplies non de graisse, mais probablement de cristaux d'acides gras.

Enfin la matière sébacée du kyste renferme encore, mais en moindre abondance, des paillettes de cholestérine, des gouttelettes de graisse libre et quelques cristaux assez rares.

La structure de la paroi du kyste a été étudiée sur des coupes d'ensemble portant sur l'une des poches, avec les tissus voisins et notamment la peau sus-jacente, et, d'autre part, sur des coupes de différents points de la paroi, en particulier sur le canal de communication entre les deux poches. Les pièces ont été durcies par l'alcool.

On constate que le kyste siège en plein derme ou plus exactement au milieu de la couche musculaire qui double le derme dans cette région ; les faisceaux du dartos passent, en effet, les uns au-dessus, les autres au-dessous du kyste.

La structure de la paroi est des plus faciles à définir ; c'est, en effet, celle d'un kyste dermoïde de la première variété.

Elle est donc constituée : 1° extérieurement par un

tissu conjonctif feutré, à surface plane dans les parties renflées du kyste, ou plissée au niveau du canal ;

2° Par un épiderme qui se présente avec les mêmes caractères que celui de la peau. On y reconnaît un corps muqueux un peu mince, une couche granuleuse munie d'éléïdine, et une couche cornée dont les cellules superficielles sont en desquamation et tombent dans la cavité du kyste. Les cellules du revêtement épidermique sont toutes assez aplaties dans certaines régions, d'où une épaisseur moindre de l'épiderme dans son ensemble ; ailleurs cette épaisseur est la même que celle de l'épiderme du scrotum.

En aucun point on ne trouve de follicules pileux, de glandes sébacées ou sudoripares ; j'ai dit que les papilles elles-mêmes faisaient défaut ; par places on aperçoit cependant des plis qui simulent des papilles. Si bien qu'à l'examen d'une coupe portant à la fois sur la peau et sur la paroi du kyste, il faut une certaine attention pour distinguer l'une de l'autre ces deux surfaces ; on n'a pour se guider que la plus grande abondance des papilles dans la peau, la pigmentation plus foncée de l'épiderme, et la présence de follicules pilo-sébacés ; encore ces derniers sont-ils très rares et très espacés au niveau du raphé du scrotum.

On pourrait affirmer qu'il s'agit d'un kyste dermoïde et non d'un kyste sébacé, même en l'absence de renseignements sur l'ancienneté de la tumeur, sur son siège exactement médian, et par des raisons purement histologiques. Un kyste sébacé serait, en effet, en dehors du dartos et non compris dans son épaisseur ; on y trouverait des cellules en dégénérescence sébacée ; il serait exceptionnel de trouver dans son épiderme une couche granuleuse continue et bien munie partout d'éleïdine.

Observations XII et XIII

Publiées comme « deux observations » de suppuration en trajet canaliculaire le long du raphé médian du pénis et du scrotum » à la Société Française de dermatologie et de syphiligraphie, séance du 6 avril 1893, par MM. F. Balzer et Souplet *(Annales de dermatologie et de syphiligraphie)*.

S... Edmond, âgé de 26 ans, entre le 21 octobre 1891, à l'hôpital du Midi, au n° 12 de la salle n° 8. C'est un homme très robuste qui n'a jamais été malade. Il n'a pas eu d'accidents vénériens. Il raconte seulement que depuis trois ans il a remarqué à la face inférieure de sa verge un petit cordon rouge et dur. Cependant il ne fait remonter le début des accidents qui l'amènent à l'hôpital qu'à une huitaine de jours environ. A cette date, il s'est formé à la partie postérieure des bourses une grosseur qui, sans causer de douleur réelle, l'a empêché de continuer sa profession de terrassier.

Le jour même de son entrée, cette grosseur s'ouvre spontanément. Elle est située exactement sur le raphé médian. De plus, en examinant avec soin sa région périnéale, on constate en faisant un palper profond, qu'il existe sous les téguments absolument sains, une sorte de canal, du volume d'une plume d'oie, à parois dures, rappelant par sa consistance le canal déférent enflammé. Ce canal se porte directement dans la direction du rectum au voisinage duquel on cesse de le sentir. Le toucher rectal ne donne aucun renseignement.

A partir de l'abcès ouvert il existe, sur le pénis jusqu'à l'extrémité du fourreau de la verge, un canal analogue au précédent mais rouge et superficiel.

Le palper fait reconnaître le même conduit saillant avec consistance dure ; il suit exactement le raphé. Il présente des irrégularités dans son trajet, de sorte qu'il donne l'apparence d'un chapelet dont les grains seraient constitués par de petites bosselures. Celles-ci sont fluctuantes et à leur niveau la peau est rouge et tendue. On en compte trois sur la région des bourses et un certain nombre sur la verge. Tandis que celles des bourses sont presque de la grosseur d'un œuf de pigeon, celles de la verge ne sont pas plus grosses qu'un petit pois.

Ces foyers sont incisés : leur ouverture donne issue à un liquide séreux à peine purulent et de couleur très faiblement jaunâtre.

On constate que tous ces abcès communiquent manifestement les uns avec les autres, car lorsque après avoir ouvert l'un, on presse sur un point quelconque du raphé, on fait immédiatement sourdre par l'incision une certaine quantité de pus. En aucun point de ce long trajet la palpation n'est douloureuse.

La peau des bourses est légèrement infiltrée, mais elle ne présente ni rougeur, ni douleur. Du côté gauche la tunique vaginale renferme une certaine quantité de liquide clair et très transparent.

Pansement au sublimé.

3 novembre. — Quelques nouveaux points fluctuants se sont montrés. Incisions faites le plus antiseptiquement possible et prélèvement d'une certaine quantité de liquide qui est ensemencé.

Le 6. — Les bosselures qui ont été incisées commencent à s'affaisser, mais continuent à donner un liquide séro-purulent aussi abondant que les premiers jours. Quelques incisions sont pratiquées sur la verge. Le canal est ouvert sur une assez grande longueur avec la sonde canelée et cautérisé au thermo-cautère.

15 décembre. — Il ne se produit plus de collections suffisamment volumineuses pour être incisées, quelques-unes se sont fermées; les autres donnent encore du pus. Le nombre total des foyers incisés s'est élevé à 10 pour le scrotum et à 7 pour la verge.

8 janvier. — Le malade sort en bon état. Une seule fistulette de la région scrotale donne encore quelques gouttes par jour de sérosité claire. L'épanchement de la vaginale est à peu près disparu, ainsi que l'infiltration des bourses.

Un certain nombre de cultures ont été essayées à plusieurs reprises avec le pus retiré des bosselures immédiatement après leur ouverture. Ces ensemencements ont été faits sur bouillon, gélatine et glycose glycérinée, tous les essais ont été infructueux. Une seule fois, il nous a été donné d'obtenir une culture sur gélose glycérinée. Elle se développa très lentement dans une étuve maintenue à 37°. Au cinquième jour elle se décelait par un enduit très transparent et très mince.

Réensemencée plusieurs fois, elle s'est toujours reproduite avec les mêmes caractères. Elle était formée par des bacilles gros et assez courts et par de gros cocci réunis en marguerite. Il nous a été impossible d'isoler ces deux formes par la culture, de sorte que nous serions porté à prendre ces cocci pour une forme sporulaire.

En résumé on ne peut tirer aucune conclusion ferme de ces essais de culture.

La seconde observation concerne également un jeune homme qui n'est pas entré dans les salles et qui a été traité seulement à la consultation au mois de janvier cette année.

Dans ce cas l'abcès canaliculaire de date récente siégeait seulement sur le raphé médian du pénis. Il commençait au prépuce et s'avançait jusqu'à la partie moyenne du pénis dans une étendue de 5 centimètres environ. A ce niveau la peau était un peu rouge, pigmentée et amincie. Le trajet ne présentait qu'une seule ouverture d'entrée du côté du prépuce par laquelle on faisait refluer un pus blanchâtre et séreux. On introduisit avec facilité par cette ouverture un fin stylet canelé qui fut poussé jusqu'à l'extrémité du trajet dont la paroi fut alors incisée avec le thermocautère. Après quelques jours de pansement au sublimé le malade était guéri. En somme, ce second cas fut la reproduction exacte du premier dans des proportions moins étendues. Les tentatives de culture faites avec le pus ne donnèrent aucun résultat.

Observation XIV

Publiée par M. Reclus. — Clinique chirurgicale. Hôpital de la Pitié. — «Kyste dermoïde du raphé périnéal et du scrotum» (*Gazette hebdomadaire de médecine et de chirurgie*, n° du 15 juillet 1893, p. 327 et suivantes).

Un débardeur de 29 ans entre dans le service de notre ami, le docteur Faisans, pour une albuminurie de vieille date ; outre les accidents d'ordre médical dont nous n'avons pas à nous occuper ici, notre collègue constate l'existence d'une tumeur bizarre située au niveau du périnée antérieur : il veut bien nous consulter à ce sujet et nous confie son malade lorsque ses manifestations cardiaques, rénales et pulmonaires se sont apaisées.

L'histoire de la tumeur est des plus simples. De tout temps notre homme avait senti dans la région ano-scrotale un soulèvement anormal, les parents l'auraient aperçu dès la naissance et lui-même, aussi loin que son souvenir remonte, se rappelle l'avoir vu, non avec son développement actuel, mais en miniature pour ainsi dire : en effet, c'est au moment de la puberté que la tumeur prit les proportions plus considérables qu'elle a gardées depuis. Lorsque le malade est soumis à notre examen, voici ce que nous constatons.

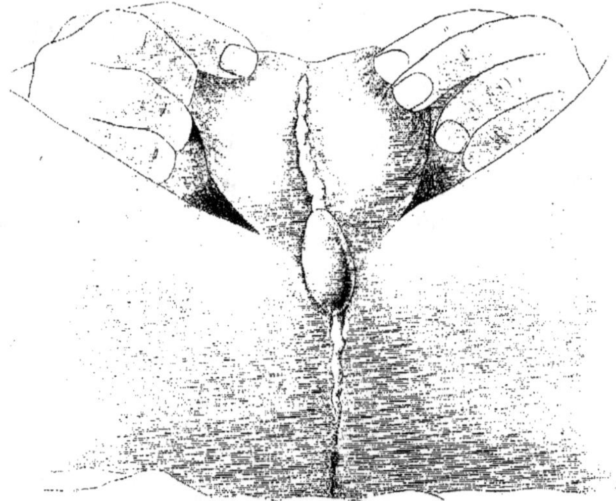

Fig. 2. — Kyste dermoïde du raphé périnéal et du scrotum (d'après Reclus) Les bourses sont relevées.

En arrière du scrotum, à égale distance des bourses et de l'anus, il existe une tumeur du volume et de la forme d'une amande ; elle est située exactement sur la ligne médiane et paraît n'être, en définitive, qu'une distension d'un segment limité du raphé. La peau qui la recouvre est lisse, un peu amincie et sa surface est parcourue d'un lacis veineux apparent. La masse en est molle, dépressible et semblable à une poche à parois flottantes et trop larges pour la substance qu'elle contient. Celle-ci se laisse malaxer et donne la sensation de la matière butyreuse des kystes sébacés. La tumeur est même en partie réductible et lorsqu'on la comprime d'une manière continue, elle s'affaisse et l'on voit se gonfler deux diverticules, l'un antérieur et l'autre postérieur, qu'il nous faut maintenant décrire.

Le prolongement antérieur suit le raphé auquel il se substitue et s'étend de la tumeur que nous venons de décrire au scrotum sur lequel il se perd. C'est un trajet canaliculaire, moniliforme, où l'on compte cinq bosselures du volume d'un petit pois, séparées les unes des autres par des parties étranglées dont le diamètre ne mesure guère que deux ou trois millimètres. Lorsque l'on presse sur la tumeur centrale, on voit saillir et bomber chacune des bosselures ; le raphé médian s'érige pour ainsi dire, puis s'affaisse lorsqu'on cesse de comprimer la poche, réservoir principal de la matière butyreuse. Même prolongement en arrière, moniliforme comme le précédent ; comme lui il se distend par l'afflux de la substance que l'on refoule de la tumeur médiane ; mais il est moins considérable et, en définitive, ce diverticule, alternativement étranglé et dilaté, rappelle un vaisseau lymphatique, coupé de valvules et dans lequel on aurait injecté du mercure.

Une pareille tumeur ne pouvait être qu'un kyste dermoïde : son existence constatée dès les premiers jours de la naissance, son accroissement rapide au moment de la puberté, l'état stationnaire dans lequel elle est restée depuis, son siège précis au niveau du raphé, la consistance butyreuse de son contenu ne laisseraient aucun doute à ce sujet. L'opération devait vérifier notre diagnostic.

Le 20 mai, sous l'anesthésie cocaïnique, la tumeur est extirpée avec la plus grande facilité ; sa paroi n'est pas adhérente à la peau du scrotum dont la sépare une couche plus ou moins épaisse de tissu conjontif ; le kyste glisse dans le tissu cellulaire sous-cutané. Après son ablation, l'examen en est confié à M. le docteur Brault, qui lui trouve la structure des kystes dermoïdes : contenu de matières épithéliales, pas de pus, paroi épaisse formée par une trame identique à celle du derme et de l'épiderme avec ses diverses couches, ses papilles ; l'appareil pilo-sébacé y fait complètement défaut.

Ajoutons que les suites de l'opération furent des plus bénignes et malgré la coexistence de l'albuminurie, la réunion primitive ne fut pas entravée.

Examen histologique (Retterer) publié dans le *Bull. de la Soc. de biol.*, 1893, p. 751.

Structure. — A. *Portion dilatée du kyste.* — Les parois de la poche sont formées par une enveloppe mésodermique, épaisse de 1 demi à 1 millimètre, constituée par une trame conjonctive très vasculaire et renfermant un certain nombre de faisceaux musculaires lisses. Sa surface extérieure présente des papilles, recouvertes par un épiderme normal, avec une couche pigmentaire très accentuée. Sa surface intérieure, lisse, est tapissée d'un épithélium pavimenteux stratifié, épais de $0^{mm},04$ à $0^{mm},06$, dont la moitié superficielle est formée par des assises aplaties et cornées. Les lamelles les plus internes de cet épithélium sont détachées et forment un magma de détritus épithéliaux.

B. — *Sur la plus grande étendue des parties étranglées,* la structure du kyste est plus intéressante : la surface extérieure de la paroi offre la structure de la peau ; la surface intérieure présente quelques saillies, mais dans leur intervalle, elle est lisse et recouverte d'un épithélium pavimenteux stratifié, de $0^{mm},120$ en moyenne. Quant à la portion mésodermique et vasculaire de la paroi, elle est remarquable, dans sa portion supérieure (dorsale et adhérente) et ses parties latérales, par une trame musculaire énorme. Celle-ci est constituée par l'entrelacement de gros faisceaux (épais de $0^{mm},04$ à $0^{mm},08$) de muscles lisses, dont la direction générale est concentrique par rapport à la lumière du kyste (*fig*. 3). Ces faisceaux sont contigus, séparés les uns des autres par de minces tractus de tissu conjonctif. En approchant de la paroi inférieure (ventrale) du kyste, les faisceaux musculaires deviennent plus rares et la paroi est essentiellement formée par une trame conjonctive et élastique. Sur une certaine longueur du kyste, on remarque une ligne saillante partant de sa paroi inférieure et formant le long de la ligne médiane un véritable raphé faisant saillie dans l'intérieur de la poche.

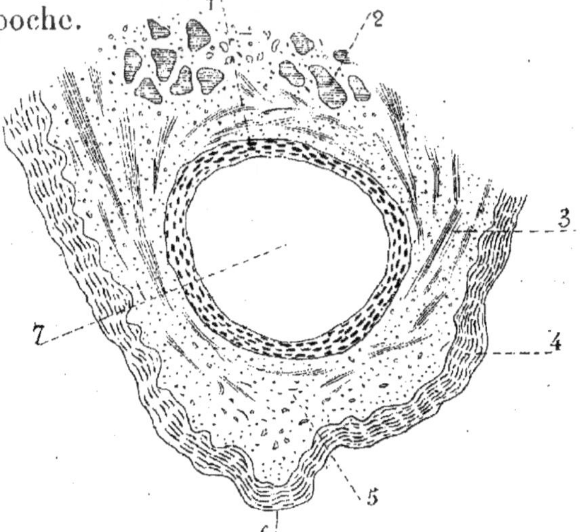

Fig. 3. — Examen microscopique d'un point de la tumeur (d'après Retterer)
1. Epithélium qui tapisse la cavité centrale. — 2. Fibres musculaires striées. — 3. Fibres musculaires lisses. — 5. Tissu conjonctif. — 4-6 Peau du scrotum. — 7. Cavité centrale.

Le prolongement postérieur du kyste présente, sur sa paroi profonde (dorsale), de nombreux faisceaux de fibres musculaires striées, dépendant du bulbo-caverneux.

Nous sommes donc en présence d'un conduit épithélial clos, limité par les tissus conjonctif et musculaire du périnée, s'étendant dans le raphé périnéo-scrotal et terminé en cul-de-sac en avant et en arrière. Ajoutons que l'urèthre et le reste des organes génitaux externes avaient une conformation normale.

Observation XV

Kyste dermoïde du raphé périnéo-scrotal. — P. Mermet

(Bull. Soc. anat., 1894, s. 5. t. VIII, p. 54).

Louis B..., vingt-trois ans, plombier-couvreur, entre à l'hôpital Ricord, salle 2, n° 24, le 8 janvier 1894, pour un bubon suppuré ; durant son séjour on découvre qu'il est porteur d'une tumeur du raphé scrotal.

Antécédents. — Antécédents héréditaires et personnels bons ; chancres mous et bubon en fait de maladies vénériennes.

Début. — L'anomalie dont il est porteur, a été reconnue par lui dès l'époque où il a pu s'observer, soit dès l'âge de dix ans environ.

Marche. — Depuis, la tumeur est restée stationnaire ; au dire du malade : telle elle est aujourd'hui, telle elle était à l'âge de dix ans.

Etat actuel. — Sur le raphé périnéo-scrotal on aperçoit, échelonnées à distance les unes des autres, formant un véritable chapelet, huit saillies, siégeant exactement sur la ligne médiane ; elles occupent le raphé sur une longueur de 15 centimètres environ, séparées par des distances plus ou moins considérables (fig. 4).

Au point de vue symptomatique, on peut les diviser en deux groupes bien distincts : les deux premières, occupant le versant antérieur du raphé scrotal, présentent des caractères tout à fait différents des autres situées sur le raphé, au niveau du versant postérieur des bourses. — Les deux premières, les plus antérieures, sont situées l'une à 1 centimètre et demi de l'angle scroto-pénien et en arrière de lui, l'autre également en arrière à une distance de 5 centim. environ. Ces deux tumeurs, du volume d'un pois, sont réniformes, allongées d'avant en arrière dans le sens du raphé dans lequel elles sont enchâssées et duquel elles tendent cependant à sortir ; elles sont bien limitées. A leur surface la peau est peu mobile, et leur adhérence sur le raphé est intime sur leurs parties latérales. — Les autres tumeurs, au nombre de six, sont situées sur le flanc postérieur des bourses, et en partie sur le raphé périnéal sur lequel les dernières empiètent de 2 centimètres. Elles sont reliées entre elles par un raphé saillant, beaucoup plus saillant qu'à la partie antérieure des bourses. Ces tumeurs, plus volumineuses que les précédentes, méritent une description spéciale : en allant d'avant en arrière et de bas en haut, à partir du point le plus déclive des bourses, on trouve successivement : une tumeur du volume d'un haricot, allongée

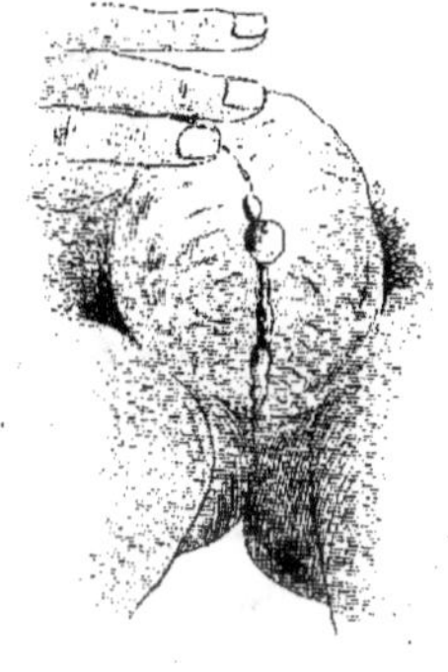

Fig. 4. — Kystes dermoïdes du raphé périnéo-scrotal (d'après Mermet), obs. XV.

dans le même sens, à laquelle fait suite immédiatement une tumeur bien limitée et franchement pédiculisée du volume et de la forme d'une noisette, attenant au raphé par un pédicule de 1 centimètre de diamètre ; immédiatement en arrière on trouve le raphé scrotal en apparence normal sur une longueur de 2 centimètres, puis on arrive sur quatre masses allongées d'avant en arrière, se continuant les unes les autres La plus volumineuse et la plus centrale de ces tumeurs offre 3 centimètres de long sur 1 de large, la plus petite est du volume d'un petit pois. Ces tumeurs présentent une fausse fluctuation et, contrairement à celles de la face antérieure des bourses, communiquent toutes entre elles ; elles offrent une vraie réductibilité, c'est-à-dire que, si l'on vient à comprimer l'une, toutes les autres se distendent, augmentent de volume, et le raphé s'injecte et bombe dans les points intermédiaires ; il semble qu'à ce moment, on ait au niveau de celles-ci la sensation de noisettes enchâssées sous la peau, et au niveau du raphé celle non moins caractéristique d'un vaisseau injecté au suif dont on peut nettement limiter l'étendue.

Outre ces caractères particuliers, ces tumeurs kystiques offrent des caractères communs. Elles sont lisses, arrondies, non bosselées ; la peau à leur surface est très amincie, distendue, si bien qu'on aperçoit les plus petits vaisseaux cutanés et qu'on peut voir par transparence le contenu jaunâtre de ces poches, elle ne présente pas de changement de coloration. A la palpation, ces tumeurs ont une consistance pâteuse, une mollesse toute spéciale. Elles ne sont nullement douloureuses et incommodent si peu le malade qu'il se refuse à toute extirpation.

Observation XVI

(Résumée)

Kyste mucoïde sous-préputial. — Dardignac J.-J.-A. (*Arch. prov. de chirur.*, 1894, t. III, p. 627).

Emile R... entre en janvier 1892 à l'Hôtel-Dieu de Beauvais pour un phimosis et une tumeur du limbe préputial dont il désire être débarrassé.

Début. — La tumeur existe depuis la naissance..

Marche. — Elle n'a sensiblement augmenté que depuis deux mois.

Etat actuel. — Actuellement son volume est celui d'une forte noisette et elle occupe à la partie inférieure de la verge, cet organe étant examiné dans la position debout, la ligne médiane et le sommet. Si le prépuce est ramené en avant, c'est-à-dire dans sa position normale, la tumeur semble alors prolonger le gland dont l'orifice uréthral reste libre. Pendant l'érection, légèrement douloureuse, le gland peut être découvert et la tumeur est ramenée en arrière en suivant les mouvements du prépuce ; elle est alors beaucoup plus apparente (fig. 5) et occupe la ligne médiane. Elle est indolente, de consistance semi-liquide, un peu rénitente, très bien limitée, arrondie ; elle est incluse entre la peau et la muqueuse, qui se mobilisent facilement autour d'elle, sauf en un point difficile à préciser ; la peau qui la recouvre est sans changement de couleur, mais très vascularisée.

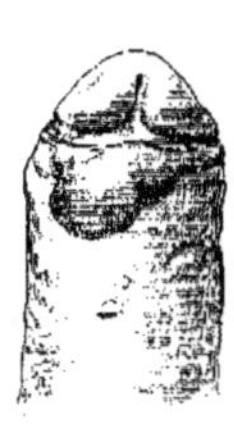

Fig. 5. — Kyste sous-préputial (d'après Dardignac). Aspect de la tumeur pendant l'érection. Obs. XVI.

Opération. — Le 11 janvier, circoncision partielle et ablation de la tumeur ; suture ; guérison

Examen. — Le contenu semble être de la matière sébacée, graisseuse, en partie soluble dans l'éther.

Sur les coupes la paroi du kyste est tapissée par une muqueuse très plissée et pourvue de nombreuses papilles. Derme formé de tissu conjonctif très lâche ; quelques rares glandes sébacées. Epithélium pavimenteux stratifié.

Observation XVII

Kystes mucoïde et dermoïde du raphé scrotal. (Mermet P., *Bull. de la Soc. Anat*, 1894, s. 5, t. VIII, p. 55)

Barthélemy T..., 29 ans, charretier, entre le 27 décembre 1893 à l'hôpital du Midi, salle n° 6, lit n° 20, pour une orchi-épididymite droite blennorrhagique.

Il est de constitution vigoureuse, sans tare héréditaire ni personnelle ; pas de malformations génitales ou autres que celle qu'on lui découvre à son entrée.

Sur le raphé scrotal, très saillant et très développé dans toute son étendue, on aperçoit 4 tumeurs (fig. 6) bien distinctes, bien isolées, situées les unes derrière les autres, s'étendant sur une longueur de 8 centimètres de la racine de la verge au point le plus déclive des bourses. Elles ne sont point doulou-

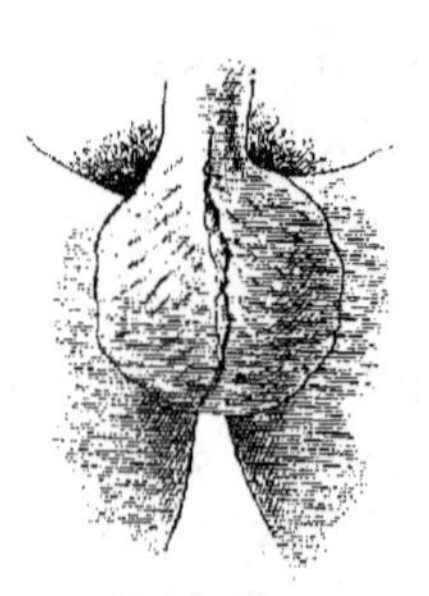

Fig. 6. — Kystes mucoïde et dermoïde du raphé scrotal (d'après Mermet). Obs. XVII.

reuses. Au dire des parents, elles existaient à la naissance, et depuis il n'y a jamais eu d'accroissement notable ni de phénomènes inflammatoires.

La plus antérieure de ces tumeurs, celle qui siège à la partie supérieure et antérieure du raphé scrotal à son union avec le raphé sous-pénien, est de volume beaucoup plus restreint que les autres. Enchâssée dans le raphé scrotal, absolument immobile sous lui, du volume d'un petit pois, de forme arrondie, légèrement allongée, à surface lisse, elle est recouverte par une peau amincie, translucide, qui laisse voir par transparence le contenu jaunâtre de la tumeur. Elle présente également une consistance pâteuse, qui, jointe à la coloration, permet d'affimer un contenu sébacé.

Tout autres sont les trois tumeurs inférieures ; elles affectent le type moniliforme, car entre elles le raphé est très saillant et deux communiquent ; le troisième kyste, le plus postérieur, est totalement isolé des précédents. Leur volume est égal à celui d'une grosse fève, leur surface est lisse, non bosselée, leur forme oblongue d'avant en arrière, leur coloration gris bleuté, leur aspect presque tremblottant, si bien qu'elles rappelleraient assez des polypes muqueux des fosses nasales enchâssés dans le raphé scrotal. La peau à leur surface sans plis, ni poils, ni follicules sébacés, est amincie, translucide ; elle paraît dans un état rudimentaire ; cette translucidité permet de voir le contenu.

La palpation dénote une consistance flasque, une réductibilité manifeste pour les deux premières, qui forment une cavité bilobée, elles ne sont point adhérentes aux parties profondes et, saisies entre deux doigts, on les voit se distendre, s'injecter en même temps que le raphé s'étire et que ses plis disparaissent.

A deux reprises différentes le malade les a ponctionnées ; il s'en est écoulé un liquide séreux, transparent, clair comme de l'eau de roche ; actuellement la quantité que peuvent contenir ces 3 poches kystiques doit être évaluée à 1 centimètre cube.

Cette observation, bien qu'incomplète au point de vue anatomique, laisse cependant diagnostiquer un kyste dermoïde, à cause de sa congénitalité qui exclut l'hypothèse de kyste sébacé, et 3 kystes mucoïdes dont nous n'avons pas à nous occuper, les ayant éliminés du sujet de notre étude.

Observation XVIII

Kyste congénital du raphé génito-périnéal, par le docteur Félix Lejars, agrégé, chirurgien des Hôpitaux de Paris (*Gazette hebdom. de médecine et de chirurgie*, p. 578, décembre 1895).

Au cours de l'été 1894, un jeune garçon de 13 ans est amené par ses parents, qui s'inquiètent de la présence d'une grosseur en arrière du scrotum, grosseur dont ils se sont aperçu, il y a deux ans, à l'occasion d'un traumatisme, et qui, depuis, persiste et s'accroît lentement.

L'enfant avait reçu un coup de poing sur les bourses, une ecchymose s'en était suivie, bientôt accompagnée de quatre ou cinq petites tumeurs molles, des phlyctènes sans doute, sur le côté droit du scrotum, et d'une autre le long du cordon, à gauche. Tout cela disparut au bout d'un mois, mais il restait et l'on trouve au moment de l'examen, à la partie postérieure du scrotum, au niveau du raphé qu'elle déborde à droite, une tumeur molle, indolente, un peu aplatie, grosse comme une noix.

Les parents refusant toute intervention, on s'en tient au diagnostic posé d'après les commémoratifs et les signes fournis par l'examen : kyste séreux ?

En mars 1895, l'enfant est ramené par ses parents. La tumeur toujours indolente, à peu près médiane, avait grossi. Elle est du volume d'une noix verte et dessine un relief des plus accusés à la région périnéo-scrotale. Elle est aisément fluctuante.

L'intervention étant demandée, le 26 mars on pratique l'ablation de la petite tumeur. Anesthésie locale à la cocaïne. Incision de la peau. On aperçoit la paroi grisâtre, à demi-transparente, de la poche qui semble fort mince : si mince, en effet, qu'aux premiers essais de décortication, elle se rompt et donne issue à une notable quantité (50 à 60 gr. peut-être) d'un liquide clair, séreux, qui malheureusement est perdu pour l'analyse. La poche, cavité close, arrondie, de surface lisse et régulière, est ouverte, et, comme la mince pellicule qui en forme la paroi adhère intimement aux tissus ambiants, surtout, dans la profondeur, à la lame fibreuse qui recouvre le bulbo-caverneux, il est impossible de l'extraire autrement que par lambeaux. La plaie est réunie, la guérison est complète au bout de 12 jours.

Les débris de la paroi examinée font reconnaître qu'elle est de nature fibreuse et qu'un épithélium plat tapisse la face cavitaire. Il est impossible d'obtenir des données plus complètes avec les rares matériaux d'examen qu'a laissés une pénible dissection.

Ce fait prête donc à la discussion ; mais grâce au siège précis du kyste, à ses adhérences profondes au bulbo-caverneux, à son évolution, on peut cependant émettre l'idée qu'il s'agit d'un kyste congénital probablement dermoïde, puisque l'épithélium est plat.

Observation XIX

Kyste dermoïde du raphé génito-périnéal, par le Dr Lejars, agrégé, chirurgien des Hôpitaux, (*Gazette hebdomadaire de Médecine et Chirurgie*, décembre 1895, p. 579.)

Il s'agit d'un garçon de 18 ans, d'apparence robuste et d'intelligence assez bornée, mais qui, pourtant, bien interrogé par M. Tissot, interne du service, fournit des renseignements curieux sur l'origine et l'évolution de sa tumeur périnéo-scrotale.

Sans antécédents héréditaires qui méritent d'être notés, appartenant à une famille nombreuse (3 sœurs, 7 frères) dans laquelle il n'y a pas d'exemple de malformation congénitale, ce fut à l'âge de 7 ans qu'il s'aperçut lui-même, pour la première fois, de l'existence d'une grosseur au-dessous des bourses ; mais, dès sa naissance, sa mère aurait remarqué, dans la même région, un « petit point blanc ». A partir de 7 ans la tumeur a grossi assez vite ; à 10 ans, on inaugurait le traitement par une injection de teinture d'iode ; le résultat fut sans doute médiocre car, deux ans plus tard, on avait recours à un moyen plus énergique, au séton. Depuis lors, les deux orifices créés par le séton ne se ferment plus, et chaque matin, ils servent au malade à « vider sa tumeur ». Cinq minutes sont nécessaires, en général, pour mener à bien cette petite opération journalière ; la pression fait sourdre un liquide le plus souvent blanchâtre et laiteux, quelquefois limpide, très rarement sanguinolent ; la quantité varie peu, mais il reste toujours, une fois l'évacuation terminée, « une petite bosse de la grosseur du pouce ». Pendant la journée, la tumeur se remplissait de nouveau, et, dès qu'elle devenait gênante pour la marche, le malade avait recours à la manœuvre dont nous venons de parler.

Il y a un mois, les orifices se bouchèrent subitement, et l'évacuation du liquide devint impossible. Dès lors la tumeur s'accrut très vite, elle devint grosse comme le poing, douloureuse, rouge à son sommet, et finalement elle s'ouvrit en donnant issue à une abondante quantité de liquide purulent, infect. C'est par cette nouvelle fistule que le contenu est, depuis, éliminé chaque jour.

La figure 7 donnera une idée du volume du kyste ; il est gros comme un citron et dessine dans la position génu-pectorale, au-dessus des deux testicules, une troisième bosselure qui soulève la partie postérieure du

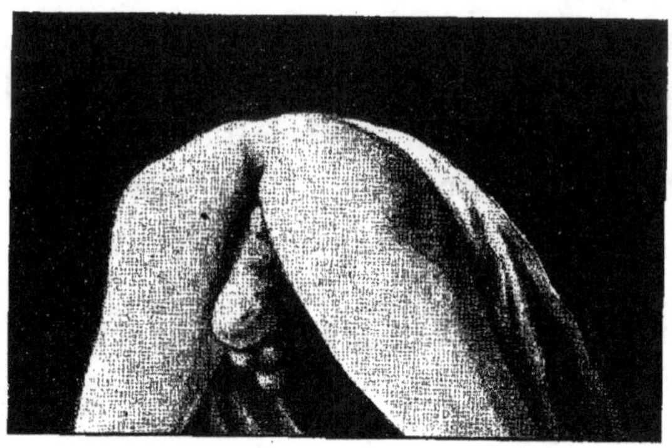

Fig. 7. — Kyste dermoïde du raphé périnéo-génital (d'après Lejars), Observation XIX.

scrotum et le raphé périnéal : on dirait un troisième testicule, médian, et beaucoup plus gros que les deux autres. Il est ovoïde, à grand axe vertical, bien libre sous la peau scrotale qui glisse à sa surface, et surmonté, à sa partie la plus saillante, d'un double orifice fistuleux, à bord rouge, à lèvres épaisses, par où suinte, à la pression, un liquide blanchâtre, extrêmement fétide. A peu de distance de ces deux fistules, de chaque côté, une cicatrice blanchâtre marque le passage du séton.

Au palper, la tumeur est bien circonscrite, bien isolée, peu tendue, fluctuante, et donne la sensation d'une hydrocèle à paroi épaisse et à demi remplie ; en haut, une sorte de pédicule, du volume d'un gros crayon, assez dur, douloureux à la pression, semble la prolonger et va se perdre dans la profondeur, entre les branches ischio-pubiennes, vers l'anus. Ce pédicule est exactement médian : l'intervention dira ce qu'il représente.

Ces diverses explorations ne provoquent qu'une légère douleur. Le toucher rectal n'apprend rien. La miction est régulière. Les testicules sont normaux, un peu petits cependant ; le reste des organes génitaux externes ne présente aucune anomalie.

Le malade entre à la Pitié dans le service de M. le professeur Berger, que M. Lejars supplée à cette date, le 13 août. Le 16, l'ablation est pratiquée.

La poche est d'abord vidée ; elle contient un liquide louche, fétide, de couleur café au lait et mêlé de grumeaux noirâtres.

La peau est incisée sur toute la longueur du kyste et la dissection et l'énucléation en masse se font sans difficulté.

En haut, il tient assez fortement dans la profondeur, par une sorte de tractus blanchâtre, non canaliculé, que l'on sectionne le plus loin possible : c'est le pédicule mentionné tout à l'heure, qui ne représente en aucune façon un diverticule du kyste. La peau du scrotum est largement excisée tout autour des fistules, on suture et la réunion est parfaite. Le malade sort guéri au bout de quinze jours.

L'examen histologique du contenu de la tumeur ne décèle que des globules de pus. Quant à l'examen bactériologique, il ne présente pas d'intérêt pour ainsi dire, le kyste étant depuis longtemps fistuleux et infecté.

La tumeur enlevée représente une poche fermée de toutes parts, sauf au niveau des fistules. La paroi, compacte, dense et rougeâtre, mesure en moyenne de 6 à 8 millimètres d'épaisseur (*fig.* 8).

La face interne, cavitaire, est ridée, rappelant par son aspect les corrugations de la peau scrotale; ces plis témoignent seulement de la distension qu'elle a subie antérieurement et de son défaut d'élasticité. Elle ne présente d'ailleurs ni brides ni aspérités d'aucune sorte.

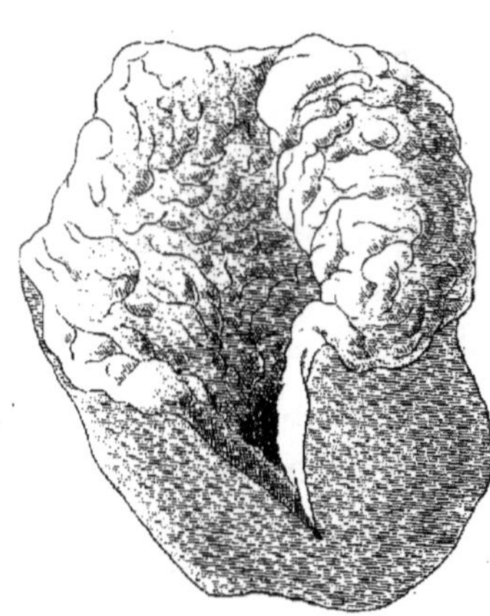

Fig. 8. — Le même kyste dermoïde ouvert (d'après Lejars).

La coupe est d'un gris rougeâtre, et cette teinte rougeâtre est surtout marquée dans les couches externes.

En somme, l'aspect macroscopique est celui d'une membrane toute semblable à la peau voisine, celle du scrotum.

L'examen microscopique est fait très soigneusement et porte sur des coupes pratiquées dans tous les points de la poche. Les résultats sont à peu près identiques. Ces coupes sont ensuite soumises à l'examen de M. Retterer.

La face cavitaire de la membrane est recouverte d'une lame épaisse d'épithélium pavimenteux stratifié, d'aspect semblable à celui de l'épithélium cutané, comprenant une couche muqueuse et une couche cornée. Cette dernière se distingue du reste de l'épithélium comme une bande plus claire, très régulière et d'épaisseur à peu près uniforme, ponctuée par les noyaux, car les cellules de cette couche sont toutes nucléées et les noyaux apparaissent sous les réactifs ordinaires (picro-carmin, hématoxyline).

Au-dessous, le derme est composé de deux plans :

1° Un plan superficiel, surmonté de nombreuses papilles, longues et vasculaires. Il est formé essentiellement d'un feutrage lâche de fibrilles conjonctives et d'abondantes infiltrations de petites cellules occupant toute la zone sous-papillaire, dénonçant le travail d'irritation inflammatoire dont le kyste, fistuleux et suppuré, était depuis longtemps le siège.

2° Un plan profond de texture fibreuse dont les faisceaux sont concentriques à la cavité du kyste, et çà et là des fibres élastiques. Entre les faisceaux autour des vaisseaux, on remarque encore de nombreux amas de cellules jeunes.

Enfin, sur toute la périphérie, empiétant sur les faisceaux les plus excentriques du derme proprement dit, existe une trame, épaisse, de fibres musculaires lisses, sous forme de faisceaux concentriques à la cavité. Par places ils sont entrecroisés en nappe, ailleurs ils sont légèrement espacés et séparés par de minces bandes conjonctives.

On trouve même sur certaines coupes un plan de fibres coupées en travers, entre les strates de fibres longitudinales.

Il n'y a nulle trace de formations glandulaires ni de poils.

Le diagnostic, après cet examen histologique, n'est pas douteux : l'on a affaire à un kyste dermoïde génito-périnéal. Et l'on doit remarquer que la texture de la paroi de ce kyste, fistuleux depuis six ans, n'a été que fort peu altérée par cette longue suppuration et les alternatives journalières de remplissage et d'évacuation.

Observation XX

Anomalie fistuleuse du pénis. (Obs. XLII personnelle de Le Fort. In *Annales des maladies des org. génit. urin.*, t. XIV, août 1896, p. 719)

Le nommé François B..., ouvrier bottier, bien constitué, sans autres antécédents personnels qu'une attaque de rhumatisme articulaire aigu en 1892, antécédents héréditaires peu connus, aucune malformation congénitale dans la famille, vient en consultation pour une tuméfaction du pénis (1er mai 1894).

En 1893, il a contracté une blennorrhagie qui guérit à peu près au bout d'un mois, laissant cependant à sa suite un léger suintement intermittent.

Il n'a jamais constaté quoi que ce soit d'anormal à la verge avant sa blennorrhagie. Or, deux jours après le début de sa chaudepisse, il voit se développer un phimosis inflammatoire (le prépuce est long). Le gonflement porte surtout au niveau du raphé pénien et du frein du prépuce. Quatre jours plus tard, il se forme un abcès gros comme une petite noisette, la peau blanchit et l'abcès s'ouvre spontanément.

Après l'évacuation du pus, le malade peut de nouveau ramener le prépuce en arrière du gland.

La suppuration, d'abord blanc jaunâtre, devient de plus en plus claire et, au bout d'un mois, est presque tarie.

L'écoulement persiste sans tendance à la guérison et le gonflement, diminué pendant les quinze premiers jours après l'évacuation du pus, ne s'est pas modifié depuis. Il y a huit mois que cela dure quand le malade impatienté vient demander une consultation.

Cette petite tuméfaction présente des variations de temps en temps pour revenir toujours au même minimum au-dessous duquel elle ne descend pas. Par moments, la peau, d'aspect normal en temps ordinaire, rougit et s'enflamme, la grosseur augmente un peu et devient douloureuse.

L'écoulement est plus abondant en même temps, bien que les caractères du liquide sécrété ne changent pas. Ce liquide n'est pas filant, il est clair, tachant à peine le linge. Jamais d'écoulements d'urine par l'orifice fistuleux.

A l'examen on constate le long du raphé médian de la face inférieure de la verge, un petit cordon allongé, gros comme une plume de dindon, assez dur mais souple, donnant à la palpation la sensation d'une corde lâche roulant sous la peau. Les téguments sont soulevés à ce niveau.

Ce cordon est exactement médian ; il est libre dans la profondeur, sauf à 6 centimètres environ en arrière du méat ; à ce niveau il ne roule plus sur les plans profonds, mais il se relève brusquement et s'insère sur le canal uréthral dans la paroi duquel il se termine à angle droit. Il est plus volumineux en avant qu'à son insertion postérieure. L'extrémité antérieure est à deux centimètres environ du méat, elle est adhérente à la peau un peu amincie à son niveau. Extérieurement, elle apparaît sous forme d'une petite bosselure au sommet de laquelle s'ouvre un tout petit orifice.

A 1 centimètre environ en arrière de cette bosselure, s'en trouve une autre, au niveau de laquelle la peau est également amincie et adhérente, et présente aussi une très petite ouverture. A partir de cet orifice, le cordon roule librement sous la peau. C'est par ces deux orifices, et surtout par celui qui est le plus en avant, que se fait l'écoulement. Toutes les tentatives faites pour y introduire un fin stylet, un crin de Florence même, restent absolument sans résultat.

La pression permet de faire sortir par l'orifice antérieur une très petite gouttelette de liquide clair, non filant.

La miction se fait normalement, et si on presse le méat urinaire entre les doigts au cours d'une miction, on ne voit pas sortir la moindre goutte d'urine par la fistule.

Les organes génitaux externes et internes sont sains. Le coït est facile.

L'extirpation, proposée au malade, est repoussée. Elle l'est également l'année suivante ; l'état est stationnaire, l'écoulement uréthral est cependant tari, et la femme du malade, enceinte de 3 mois, ne présente aucune lésion inflammatoire des organes génitaux.

Cette observation, très incomplète en raison de la non confirmation du diagnostic par l'analyse, permet cependant de penser à un kyste dermoïde fistuleux.

En effet, M. Le Fort croit volontiers à l'origine congénitale de l'affection en raison de la forme et du siège exactement médian du canal anormal, de son volume, du peu de développement qu'a pris la tumeur avant de s'ouvrir, du peu de réaction inflammatoire autour de l'abcès, et surtout à cause de ce fait que la fistule s'est établie dès le début avec ses caractères définitifs, non modifiés au bout de deux ans. Dans les cas de fistules péniennes acquises on n'a jamais un aussi long trajet, et dans les cas d'abcès péniens ouverts à l'extérieur, la fistule s'est toujours trouvée directe, et la guérison rapide est de règle.

Observation XXI

Kyste dermoïde du prépuce, par MM. Griffon et Segall (*Bulletin de la Société Anatomique*, juin 1897, p. 536).

Tumeur du volume d'une noix, développée à la face supérieure de la verge, chez un jeune homme de 18 ans, qui meurt de tuberculose pulmonaire.

Le malade se souvenait avoir remarqué la tumeur dès sa plus tendre enfance, elle avait grossi un peu dans ces dernières années.

Elle occupe sur la ligne médiane le repli supérieur du prépuce, et le gland reste découvert, ce qui donne à la verge, au premier abord, un aspect rappelant celui du paraphimosis.

Détail à noter : le malade avait le teint clair et la peau, en particulier celle de la verge, n'était pas pigmentée. Et cependant on trouve de la pigmentation de la membrane interne de ce kyste.

Le contenu de la poche est un liquide blanchâtre plutôt séreux avec particules blanches, en suspension.

Il n'a pas été examiné au microscope.

Macroscopiquement: la paroi interne du kyste est rose, mince, elle se plisse après l'évacuation du contenu.

Microscopiquement : avec un faible grossissement on aperçoit à la surface libre quelques squames d'épithélium détaché, puis une bande foncée peu épaisse dans laquelle on ne différencie pas le stratum lucidum et le stratum granulosum comme dans la peau normale.

Le derme n'est pas hérissé de papilles.

Cette bande foncée est tapissée à sa face profonde par un tissu conjonctif généralement lâche, mais parsemé çà et là de faisceaux plus serrés et ondulés qu'occupent de préférence les vaisseaux assez nombreux, les uns à paroi épaisse, les autres à paroi très mince. Quelques coupes transversales de nerfs au voisinage de certains vaisseaux. Ce tissu conjonctif se continue insensiblement avec le tissu cellulaire sous-cutané qui l'entourait.

A un fort grossissement, la bande foncée apparaît formée par un épithélium stratifié ; à la surface les cellules sont plates, quelques-unes ont conservé leur noyau, quelques autres sont soulevées sous forme de squames, proéminant dans la cavité du kyste. Certaines de ces cellules, vues de face, dessinent très exactement le contour de cellules pavimenteuses sans noyau.

La deuxième couche est formée de cellules polyédriques à noyau ovalaire, identiques à celles de la couche muqueuse de Malpighi. Il semble même qu'il y ait des dentelures à certains endroits.

La couche la plus profonde est formée d'une rangée unique de cellules cylindriques perpendiculaires à la paroi, avec noyau à grand axe parallèle à celui de la cellule.

L'aspect foncé de cette couche épithéliale stratifiée est dû à la présence de pigment brunâtre, infiltrant les couches moyennes et profondes, et plus abondant par places.

Dans le tissu conjonctif rien de spécial, sinon quelques espaces tapissés simplement d'une paroi endothéliale et paraissant être des fentes lymphatiques. Enfin, à quelque distance de la couche épithéliale, on rencontre parfois un corpuscule ovoïde, entouré d'une gaine, avec une série de noyaux allongés, enroulés en spirale à sa surface, le tout plongé dans du tissu conjonctif ; ces corpuscules rappellent ceux de Krause et de Meissner. Pas de glandes, pas de follicules pileux.

L'idée de kyste sébacé est exclue par le fait même de l'absence d'élément sébacé et glandulaire, alors que par la seule constatation du revêtement épithélial superficiel, des squames, du pigment brun (qui, à l'état normal, infiltre les poils et qui n'est pas ici de l'éléïdine) on pense à un kyste dermoïde malgré les caractères du contenu et l'absence de poils.

Observation XXII

(Résumée)

Kyste du prépuce. Dr Henry Edington (Glasgow med. journal. Juin 1898, p. 422).

Enfant de 1 an, sur le prépuce duquel on constate, 3 mois après sa naissance, la présence d'une tumeur. Celle-ci grossit pendant 3 mois, puis son volume cesse d'augmenter, mais la consistance devient plus ferme.

Cette tumeur siège sur la partie inférieure du prépuce et sur la ligne médiane. Elle a la consistance d'un kyste sébacé. Elle est parfaitement limitée au prépuce, elle n'a aucune attache avec le gland, aucune avec la peau du pénis. Circoncision. La tumeur est tout entière contenue dans le prépuce enlevé.

L'examen histologique démontre qu'on a affaire à un kyste dermoïde développé sur le raphé génito-périnéal, parfaitement caractérisé.

Observation XXIII

Kyste dermoïde du prépuce par C. Sieur, professeur agrégé, et E. Sacquépée, médecin aide-major au Val-de-Grâce.

(Bulletin de la Société Anatomique, Paris, mars 1899, p. 245).

X..., 21 ans, entre le 21 février à l'hôpital du Val-de-Grâce (service de M. Sieur) pour qu'on lui enlève une tumeur du prépuce qui le gêne pour l'équitation.

Cette tumeur existe depuis sa première enfance.

Elle aurait augmenté de volume avec les progrès de l'âge : à 5 ans, elle avait le volume d'un noyau de cerise et celui d'une noisette à 10 ans ; par contre, son siège n'a pas varié. A aucun moment, elle n'a causé de douleurs ni donné issue à un liquide quelconque.

Actuellement on constate à l'extrémité antérieure du prépuce, sur la face cutanée et à la partie inférieure du repli, une tumeur présentant le volume d'un œuf de pigeon ; elle empiète également à droite et à gauche du raphé médian ; elle pend au-dessous du gland, attirant fortement le prépuce en bas et se trouve rattachée au reste de la verge par un pédicule très large.

La *figure 9* explique du reste les détails mieux qu'une description.

Cette tumeur est adhérente à la peau, indolente à la palpation ; elle paraît un peu fluctuante, et se montre complètement opaque.

Pas d'autres symptômes subjectifs, sauf une certaine gêne pendant les exercices d'équitation. Le coït est possible au dire du malade.

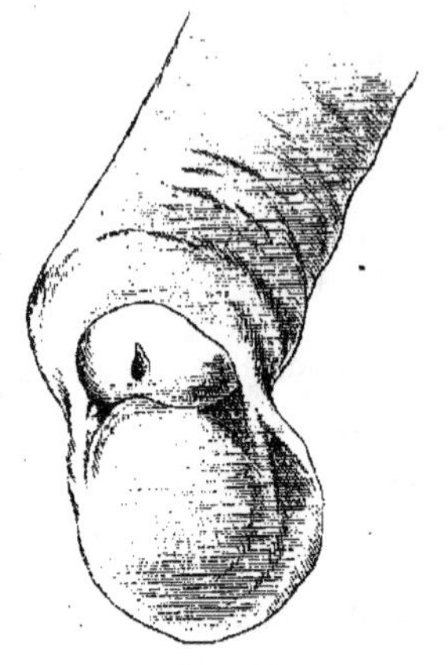

Fig. 9. — Kyste dermoïde du prépuce (d'après SIEUR et SACQUÉPÉE), obs. XXIII.

La tumeur est enlevée en entier par section du pédicule.

Le contenu est épais, semblable à du pus concrété, sans productions anormales, os, dents, ou poils. La surface interne est lisse, blanc-grisâtre, un peu ridée par endroits ; pas de productions épidermiques.

Les suites de l'opération furent des plus bénignes.

A l'examen histologique le contenu de la tumeur se montre formé de cellules la plupart nettement épithéliales, aplaties, plus ou moins polyédriques, presque toutes nucléées. Le protoplasma et le noyau se colorent normalement. Il existe aussi quelques très rares leucocytes polynucléaires.

Comme microbes, on rencontre seulement deux ou trois diplocoques.

Pas de cristaux, cellules ou granulations graisseuses ; pas de poils.

La paroi de la poche appartenant en propre à la tumeur est formée, à la périphérie, de tissu conjonctif de plus en plus délié à mesure qu'on se rapproche de la cavité. Il existe dans cette zone de très nombreux vaisseaux dont les plus internes sont des capillaires. Il n'existe pas de fibres musculaires. On remarque, par endroits, quelques amas de cellules rondes, sans microbes.

Reposant sur cette assise conjonctive, sont superposées six à quinze rangées de cellules, suivant les points. Toutes sont nucléées et le noyau se colore facilement. Celles des couches profondes sont cylindriques, celles de l'étage moyen sont polyédriques avec points intercellulaires, celles des deux ou trois rangées superficielles sont fortement étalées, formant des lames parallèles les unes aux autres. En aucun endroit on ne remarque de transformation graisseuse ou cornée ; il n'existe pas de glandes.

La couche épithéliale est irrégulièrement soulevée par les saillies du tissu conjonctif sous-jacent, très ténu à ce niveau, et riche en capillaires. Les papilles, si elles existent, ne présentent donc pas la disposition régulière de la peau normale.

On ne saurait soulever d'autre hypothèse que celle de kyste dermoïde ou de kyste sébacé. Ce dernier diagnostic est éliminé à cause de l'origine congénitale de la tumeur, de son siège exactement médian, et surtout de la constitution histologique du contenu et de la paroi. Il s'agit donc, sans aucun doute, d'un kyste dermoïde, car la structure du tissu est exactement celle des muqueuses du type malpighien, de la langue par exemple, et il n'y a pas de transformation graisseuse. Et cependant il n'existe ni poils, ni productions épidermiques d'aucune sorte, souvent rencontrées dans les kystes de cette nature.

Observation XXIV

(Inédite)

Kyste dermoïde fistulisé du scrotum

L'observation suivante a été recueillie dans le service de M. le professeur Forgue, 1903, par M. le docteur Abadie, chef de clinique chirurgicale :

Homme de 35 ans, sans antécédents personnels intéressants, a senti il y a 16 ans se développer en avant du scrotum et près de la ligne médiane, presque au point déclive, une tumeur indolore qui augmentait de volume et dont l'évacuation intermittente était spontanée ou nécessitait un coup de bistouri. Il s'en écoulait soit du sang, soit du sang et du pus.

Actuellement la tumeur indolore est de la grosseur d'une amande et laisse sourdre par un petit orifice fistuleux, médian, un liquide mi-séreux, mi-purulent.

Analgésie par injection dans la peau du scrotum et sous la tumeur de 7 centimètres cubes de la solution de Schleich n° 2.

Deux pinces à abaissement placées sur le raphé médian limitent les 2 angles de l'excision losangique faite aux ciseaux. La tumeur suit la peau ainsi sectionnée et n'est nullement adhérente aux parties profondes. 4 griffes de Michel.

Examen de la pièce par M. le professeur Bosc : Peau lisse sur une surface égale à environ une pièce de 5 francs autour d'un orifice à bords nets et épidermisés, blanchâtres sur une partie et bourgeonnants sur l'autre.

Une coupe faite sur la face postérieure montre une paroi épaisse, lardacée et, dans le point situé au niveau de l'orifice, une cavité irrégulière à bords tomenteux qui se continue sur un de ses côtés avec un orifice du diamètre d'une tête d'épingle, recouvert d'une paroi blanc-grisâtre assez épaisse et représentant assez bien une surface épidermisée. Une aiguille introduite dans cet orifice entre dans un trajet fistuleux sur une longueur de 1 centimètre qui se termine en cul-de-sac. Ce trajet ouvert est revêtu de la même surface épidermiforme.

Examen microscopique. — La surface de la cavité est recouverte par un revêtement malpighien à desquamation cornée, en prolifération papillomateuse dans la profondeur. Par endroit l'épithélium malpighien envoie même des bourgeonnements étroits qui vont profondément dans le tissu conjonctif embryonnaire parcouru par des vaisseaux à endothélium épaissi et à karyokinèse fréquente. La paroi du diverticule est constituée également par un revêtement malpighien d'aspect papillomateux. Dans l'épaisseur du tissu conjonctif on trouve, surtout en certains points, une infiltration abondante de polynucléaires avec des mastzellen en grand nombre.

CONCLUSIONS

I. — Des kystes dermoïdes se développent parfois au niveau du raphé périnéo-scroto-pénien.

II. — L'embryologie semble montrer que ces kystes se produisent au moment de la fermeture de la gouttière uréthrale chez l'embryon. Au lieu d'une soudure se faisant sur toute la hauteur des replis uréthraux, la fermeture se fait sur deux points seulement de ces replis, tandis que la portion intermédiaire de l'épithélium persiste.

III. — Ces kystes ont un pronostic bénin ; cependant ils peuvent s'enflammer.

IV. — Le seul traitement rationnel consiste dans l'extirpation au bistouri de toute leur masse.

INDEX BIBLIOGRAPHIQUE

BALZER ET SOUPLET. — Deux observations de suppurations en trajet canaliculaire le long du raphé médian du pénis et du scrotum. (Bull. de la Soc. de derm. et de syph. 1893, p. 155.)

BAUCHET (L.). — Note sur une tumeur anormale du scrotum ; kyste muqueux dans un follicule sébacé. (Arch. gén. de méd. 1858, p. 71.)

BRUCH (E.). — Ablation d'un kyste sébacé de la verge. (Alger médical 1883, p.95.)

CRUVEILHIER (J.). — Note sur une tumeur adipo-cireuse (in traité d'anat. path. génér. 1856, t. III, p. 324.)

— Bull. de l'Ecole, 1808, p. 30.

DARDIGNAC. — Deux observations de kystes mucoïdes sous-préputiaux. (Arch. prov. de chirurgie, Paris, 1894, p. 627).

DEBIERRE. — Développement de la vessie et du canal de l'urèthre. Thèse d'agrégation. Paris 1883.

DRESSELHUYS (G.). — Ein bijdrage tot de kennis von het hygroma cysticum congenitum perineale. (Nederl. Tijdschr. v. Geneesk. 1858, p. 222).

EDINGTON (Henry). — Kyste du prépuce (Glascow med. journ. Juin 1898, p. 422.)

Elsholt (J.-S.). — Historia Steatomatis resecti, et feliciter sanati (Misc. Acad. nat. curios. 1673-1674).

Fano. — Kyste sébacé développé entre le prépuce et le gland. (Gaz. des hôpitaux, 1867, p. 488.)

Fochier. — Kyste sébacé du prépuce. (Gaz. méd. de Lyon, 1868, p. 111).

Forget (A.). — Kyste développé dans le tissu cellulaire sous-cutané de la verge. (Bull. de Thérap., 1843, p. 33.)

Forgue (E.). — Art. Urèthre et Prostate (in Trait. de chir. Duplay et Reclus, t. VII).

Galippe. — Remarques sur les petites tumeurs développées dans les glandes sébacées du scrotum. (Comptes-rendus Soc. de biol., 1891, p. 96).

Galligo (L.). — Sopra alcuni tumore del pene. (Gaz. med. ital. féd. Tosc. Firenze 1850-51, t. I, p. 585).

Griffon et Segall. — Kyste dermoïde du prépuce. (Bull. de la Soc. Anat. Juin 1897, p. 536).

Guyon (F.). — Des vices de conformations de l'urèthre chez l'homme. Thèse d'agrégation, Paris, 1863.

Hermann et Tourneux. — Art. sinus uro-génital *in* Dict. encycl. des Sc. méd., t. I, p. 590.

Heuyer et Darier (J.). — Kystes congénitaux du scrotum. (Bull. de la Soc. franç. de Derm. et de Syph., 1890, p. 143 et 146).

Lannelongue et Achard. — Traité des kystes congénitaux 1886, p. 197 et 454.

— Etude microbiologique de dix kystes congénitaux. (Ann. de l'Institut Pasteur, 1890, p. 293).

Le Fort. — Anomalies fistuleuses congénitales du pénis. (Ann. des mal. des org. génit.-urin. Août 1896, p. 719).

Lejars (F.). — Des canaux accessoires de l'urèthre. (Ann. des mal. des org. génit.-urin. 1888, p. 392).

— Notes sur deux kystes congénitaux du raphé génito-périnéal. (Gaz. hebd. de méd. et de chir. Décembre 1895, p. 578).

Marchadier. — Des kystes dermoïdes du raphé des organes génitaux externes. Thèse de doctorat. Paris, 1893. Novembre.

Ménétrier. — Art. Tumeurs *in* Trait. de path. génér. de Bouchard, t. IV.

Mermet (P.). — Kystes dermoïdes du raphé génito-périnéal. (Bull. de la Soc. anat., 1894, p. 53).

— Les kystes congénitaux du raphé génito-périnéal. (Revue de chirurgie. Mai 1895, p. 382).

Picardat. — Recherches sur les anomalies congénitales du canal de l'urèthre. (Thèse de doctorat. Paris, 1858).

Reclus (P.). — Traité de chirurgie, t. VII, p. 1082 (2e édit.).

— Kyste dermoïde du raphé périnéal et du scrotum. (Gaz. hebd. de méd. et de chir. 1893, p. 327.)

— Cliniques chirurgicales de la Pitié, 1894, p. 450.

Reclus et Retterer. — Structure et pathogénie d'un kyste dermoïde du raphé périnéal et du scrotum. (Bull. de la Soc. de biologie, 1893, p. 751.)

Redard. — Sur un cas de kyste muqueux du prépuce. (Rev. mens. des mal. de l'Enfance, 1890, p. 165).

Rennes. — Observations sur quelques maladies médicales rares ou peu connues, et particulièrement sur les affections des organes génitaux. (Arch. gén. de méd. 1831, p. 17.)

Retterer. — Origine et évolution de la région uro-génitale des mammifères. (Journ. de l'anat. et de la physiol. 1890, p. 126).

— Sur le développement du pénis et du clitoris. (Id. 1892, p. 225).

Schwartz (Ed.). — Kystes du scrotum. (Encycl. inter. de chirurgie, 1889, p. 447).

Sébileau (P.). — Art. Maladies des bourses, *in* Traité de chir. de Le Dentu et Delbet, t. IX.

Sieur et Sacquépée. — Kyste dermoïde du prépuce. (Bull. de la Soc. anat. Mars 1899, p. 245.)

Taylor (R.-W.). — Cases of sebaceous tumor of the penis, scrotum. (Journ. of cutaneous and genito-urinary diseases. 1890, p. 379).

Tourneux. — Sur le développement et l'évolution du tubercule génital chez le fœtus humain. (Journ. de l'anat. et de la physiol. 1889, p. 229).

Turner (G.-R.). — Congenital tumor of the perinœum. (Trans. Path. Soc. Lond. 1884-85, t. 36, p. 417).

Velpeau. — Anat. chir. 1833, t. II, p. 251.

Verneuil. — Mémoire sur l'inclusion scrotale et testiculaire. (Arch. gén. de Méd. 1855, t. V, p. 641.; t. VI, p. 24, 191, 299.)

Verneuil et Clado. — De la présence de microbes dans les kystes dermoïdes congénitaux de la face. (Comptes-rendus Acad. des Sciences. 1888, t. CVII, p. 973).

Vidal de Cassis. — Sur les vices de conformation de l'urèthre. (Journ. hebd. des prog. des sc. méd. 1834).

www.ingramcontent.com/pod-product-compliance
Lightning Source LLC
LaVergne TN
LVHW020031170826
845678LV00001B/216
9782329729480